# Cuisine sans Sel

Un Voyage Savoureux vers une Vie Plus Saine

Elodie Dupont

# Table des matières

Mélange de poulet et lentilles .................................................................. 12

Poulet et chou-fleur .................................................................................. 13

Soupe de tomates et carottes au basilic ................................................ 15

Porc aux patates douces .......................................................................... 16

Soupe à la truite et aux carottes ............................................................ 17

Ragoût de dinde et fenouil ...................................................................... 18

Soupe d'aubergines .................................................................................. 19

Crème De Patates Douces ....................................................................... 20

Soupe au poulet et aux champignons ................................................... 21

Poêle de Saumon au Citron Vert ............................................................ 23

Salade de pommes de terre .................................................................... 24

Poêlée de boeuf haché et tomates ......................................................... 26

Salade de crevettes et avocat ................................................................. 27

Crème De Brocoli ...................................................................................... 28

Soupe aux choux ....................................................................................... 29

Soupe de céleri et de chou-fleur ............................................................ 30

Soupe de porc et poireaux ...................................................................... 31

Salade de crevettes à la menthe et au brocoli ..................................... 32

Soupe de crevettes et morue .................................................................. 34

Mélange de crevettes et oignons verts ................................................. 36

Ragoût d'épinards ..................................................................................... 37

Mélange de chou-fleur au curry ............................................................. 38

Ragoût de carottes et courgettes ........................................................... 40

Ragoût de chou et haricots verts ........................................................... 42

- Soupe aux champignons et au chili ............................................................. 43
- Porc au piment ............................................................................................... 45
- Salade de champignons au paprika et au saumon ................................. 46
- Mélange de pois chiches et de pommes de terre ................................... 48
- Mélange de poulet à la cardamome ......................................................... 50
- Chili aux lentilles .......................................................................................... 52

Recettes de plats d'accompagnement du régime Dash ................................ 54
- Endives au romarin ..................................................................................... 55
- Endives Citronnées ..................................................................................... 56
- Asperges au pesto ....................................................................................... 57
- Carottes au Paprika ..................................................................................... 58
- Poêle de pommes de terre crémeuse ....................................................... 59
- Chou au sésame .......................................................................................... 60
- Brocoli à la coriandre .................................................................................. 61
- Choux de Bruxelles au piment ................................................................... 62
- Mélange de choux de Bruxelles et oignons verts ................................... 63
- Purée de chou-fleur ..................................................................................... 64
- salade d'avocats ........................................................................................... 65
- Salade de radis ............................................................................................. 66
- Salade d'Endives Citronnée ....................................................................... 67
- Mélange d'olives et de maïs ...................................................................... 68
- Salade de roquette et pignons de pin ...................................................... 69
- Amandes et épinards .................................................................................. 70
- Salade de haricots verts et de maïs ......................................................... 71
- Salade d'endives et chou frisé .................................................................. 72
- Salade d'edamames .................................................................................... 73
- Salade de raisins et d'avocats ................................................................... 74

| | |
|---|---|
| Mélange d'aubergines à l'origan | 75 |
| Mélange de tomates au four | 76 |
| Champignons au thym | 77 |
| Sauté d'épinards et de maïs | 78 |
| Sauté de maïs et d'oignons verts | 79 |
| Salade d'épinards et de mangue | 80 |
| Pommes de terre à la moutarde | 81 |
| Choux de Bruxelles à la noix de coco | 82 |
| Carottes à la sauge | 83 |
| Champignons à l'ail et maïs | 84 |
| Haricots verts au pesto | 85 |
| Tomates à l'estragon | 86 |
| Betteraves aux amandes | 87 |
| Tomates mentholées et maïs | 88 |
| Salsa de courgettes et d'avocat | 89 |
| Mélange de pommes et choux | 90 |
| Betteraves rôties | 91 |
| Chou à l'aneth | 92 |
| Salade de chou et carottes | 93 |
| Salsa aux tomates et aux olives | 94 |
| Salade De Courgettes | 95 |
| Salade de carottes au curry | 96 |
| Salade de laitue et betteraves | 97 |
| Radis aux fines herbes | 98 |
| Mélange de fenouil au four | 99 |
| Poivrons rôtis | 100 |
| Dattes et chou sauté | 101 |

| | |
|---|---|
| Mélange de haricots noirs | 102 |
| Mélange d'olives et d'endives | 103 |
| Salade de tomates et concombres | 104 |
| Salade de poivrons et carottes | 105 |
| Mélange de haricots noirs et de riz | 106 |
| Mélange de riz et de chou-fleur | 107 |
| Mélange de haricots balsamiques | 108 |
| Betteraves crémeuses | 109 |
| Mélange d'avocat et de poivrons | 110 |
| Patates douces et betteraves rôties | 111 |
| Sauté de chou frisé | 112 |
| Carottes épicées | 113 |
| Artichauts citronnés | 114 |
| Brocoli, haricots et riz | 115 |
| Mélange de courge au four | 116 |
| Asperges crémeuses | 117 |
| Mélange de navets au basilic | 118 |
| Mélange de riz et câpres | 119 |
| Mélange d'épinards et de chou frisé | 120 |
| Sauté de feuilles de moutarde | 121 |
| Mélange de bok choy | 122 |
| Mélange de haricots verts et d'aubergines | 123 |
| Mélange d'olives et d'artichauts | 124 |
| Trempette aux poivrons et au curcuma | 125 |
| Tartinade de lentilles | 126 |
| Noix Grillées | 127 |
| Carrés aux canneberges | 128 |

| | |
|---|---|
| Barres de chou-fleur | 129 |
| Bols d'amandes et de graines | 130 |
| Chips de pommes de terre | 131 |
| Trempette au chou frisé | 132 |
| Chips de betteraves | 133 |
| Trempette aux courgettes | 134 |
| Mélange de graines et de pommes | 135 |
| Tartinade de citrouille | 136 |
| Tartinade aux épinards | 137 |
| Salsa aux olives et à la coriandre | 138 |
| Trempette à la ciboulette et aux betteraves | 139 |
| Salsa de concombre | 140 |
| Trempette aux pois chiches | 141 |
| Trempette aux olives | 142 |
| Trempette aux oignons et à la noix de coco | 143 |
| Trempette aux pignons de pin et à la noix de coco | 144 |
| Salsa de roquette et de concombres | 145 |
| Trempette au fromage | 146 |
| Trempette au yaourt et au paprika | 147 |
| Salsa de chou-fleur | 148 |
| Tartinade De Crevettes | 149 |
| Salsa aux peches | 150 |
| Chips de carottes | 151 |
| Bouchées d'asperges | 152 |
| Bols de figues au four | 153 |
| Salsa au chou et aux crevettes | 154 |
| Quartiers d'avocats | 155 |

| | |
|---|---|
| Trempette au citron | 156 |
| Trempette aux patates douces | 157 |
| Salsa aux haricots | 158 |
| Salsa aux haricots verts | 159 |
| Tartinade de carottes | 160 |
| Trempette aux tomates | 161 |
| Bols de saumon | 162 |
| Salsa aux tomates et au maïs | 163 |
| Champignons au four | 164 |
| Haricots à tartiner | 165 |
| Salsa à la coriandre et au fenouil | 166 |
| Bouchées de choux de Bruxelles | 167 |
| Bouchées de noix balsamiques | 168 |
| Chips de radis | 169 |
| Salade de poireaux et crevettes | 170 |
| Trempette aux poireaux | 171 |
| Salade de poivrons | 172 |
| Tartinade d'avocat | 173 |
| Trempette de maïs | 174 |
| Barres aux haricots | 175 |
| Mélange de graines de citrouille et chips de pommes | 176 |
| Trempette aux tomates et au yaourt | 177 |
| Bols de betteraves de Cayenne | 178 |
| Bols de noix et de pacanes | 179 |
| Muffins au saumon et au persil | 180 |
| Balles de squash | 181 |
| Bols d'oignons perlés au fromage | 182 |

| | |
|---|---|
| Barres de brocoli | 183 |
| Salsa d'ananas et de tomates | 184 |
| Mélange de dinde et d'artichauts | 185 |
| Mélange de dinde et d'origan | 186 |
| Poulet orange | 187 |
| Dinde à l'ail et champignons | 188 |
| Poêle de poulet et d'olives | 189 |
| Mélange balsamique de dinde et de pêche | 190 |
| Poulet à la noix de coco et épinards | 191 |
| Mélange de poulet et asperges | 193 |
| Dinde et brocoli crémeux | 194 |
| Mélange de haricots verts au poulet et à l'aneth | 195 |
| Courgettes au poulet et au chili | 196 |
| Mélange d'avocat et de poulet | 198 |
| Dinde et Bok Choy | 199 |
| Poulet avec mélange d'oignons rouges | 200 |
| Dinde chaude et riz | 201 |
| Poireaux Citronnés Et Poulet | 203 |
| Dinde au mélange de chou de Savoie | 204 |
| Poulet aux oignons verts au paprika | 206 |
| Sauce au poulet et à la moutarde | 208 |
| Mélange de poulet et céleri | 209 |
| Dinde au citron vert et pommes de terre grelots | 211 |
| Poulet aux feuilles de moutarde | 213 |
| Poulet et pommes au four | 215 |
| Poulet chipotle | 217 |
| Dinde aux fines herbes | 219 |

Sauce au poulet et au gingembre ............................................................. 221
Poulet et maïs ............................................................................................. 222
Curry de Dinde et Quinoa ......................................................................... 223

# Mélange de poulet et lentilles

**Temps de préparation : 10 minutes**
**Temps de cuisson : 25 minutes**
**Portions : 4**

**Ingrédients:**
- 1 tasse de tomates en conserve, sans sel ajouté, hachées
- Poivre noir au goût
- 1 cuillère à soupe de pâte chipotle
- 1 livre de poitrine de poulet, sans peau, désossée et coupée en cubes
- 2 tasses de lentilles en conserve, sans sel ajouté, égouttées et rincées
- ½ cuillère à soupe d'huile d'olive
- 1 oignon jaune, haché
- 2 cuillères à soupe de coriandre hachée

**Directions:**
1. Faites chauffer une poêle avec l'huile à feu moyen, ajoutez l'oignon et la pâte de chipotle, remuez et faites revenir pendant 5 minutes.
2. Ajouter le poulet, mélanger et faire dorer pendant 5 minutes.
3. Ajoutez le reste des ingrédients, mélangez, faites cuire le tout 15 minutes, répartissez dans des bols et servez.

**Nutrition:** calories 369, lipides 17,6, fibres 9, glucides 44,8, protéines 23,5

# Poulet et chou-fleur

**Temps de préparation : 5 minutes**
**Temps de cuisson : 25 minutes**
**Portions : 4**

**Ingrédients:**
- 1 livre de poitrine de poulet, sans peau, désossée et coupée en cubes
- 2 tasses de fleurons de chou-fleur
- 1 cuillère à soupe d'huile d'olive
- 1 oignon rouge, haché
- 1 cuillère à soupe de vinaigre balsamique
- ½ tasse de poivron rouge, haché
- Une pincée de poivre noir
- 2 gousses d'ail, hachées
- ½ tasse de bouillon de poulet faible en sodium
- 1 tasse de tomates en conserve, sans sel ajouté, hachées

**Directions:**
1. Faites chauffer une poêle avec l'huile à feu moyen-vif, ajoutez l'oignon, l'ail et la viande et faites revenir 5 minutes.
2. Ajoutez le reste des ingrédients, mélangez et faites cuire à feu moyen pendant 20 minutes.
3. Répartissez le tout dans des bols et servez pour le déjeuner.

**Nutrition:** calories 366, lipides 12, fibres 5,6, glucides 44,3, protéines 23,7

# Soupe de tomates et carottes au basilic

**Temps de préparation : 10 minutes**
**Temps de cuisson : 20 minutes**
**Portions : 4**

**Ingrédients:**
- 3 gousses d'ail, hachées
- 1 oignon jaune, haché
- 3 carottes, hachées
- 1 cuillère à soupe d'huile d'olive
- 20 onces de tomates rôties, sans sel ajouté
- 2 tasses de bouillon de légumes faible en sodium
- 1 cuillère à soupe de basilic séché
- 1 tasse de crème de coco
- Une pincée de poivre noir

**Directions:**
1. Faites chauffer une casserole avec l'huile à feu moyen, ajoutez l'oignon et l'ail et faites revenir pendant 5 minutes.
2. Ajoutez le reste des ingrédients, remuez, portez à ébullition, laissez cuire 15 minutes, mixez la soupe à l'aide d'un mixeur plongeant, répartissez dans des bols et servez pour le déjeuner.

**Nutrition:** calories 244, lipides 17,8, fibres 4,7, glucides 18,6, protéines 3,8

# Porc aux patates douces

**Temps de préparation : 10 minutes**
**Temps de cuisson : 30 minutes**
**Portions : 4**

**Ingrédients:**

- 4 côtelettes de porc, désossées
- 1 livre de patates douces, pelées et coupées en quartiers
- 1 cuillère à soupe d'huile d'olive
- 1 tasse de bouillon de légumes, faible en sodium
- Une pincée de poivre noir
- 1 cuillère à café d'origan séché
- 1 cuillère à café de romarin séché
- 1 cuillère à café de basilic séché

**Directions:**

1. Faites chauffer une poêle avec l'huile à feu moyen-vif, ajoutez les côtelettes de porc et faites-les cuire 4 minutes de chaque côté.
2. Ajoutez les patates douces et le reste des ingrédients, mettez le couvercle et laissez cuire à feu moyen encore 20 minutes en remuant de temps en temps.
3. Répartissez le tout dans les assiettes et servez.

**Nutrition:** calories 424, lipides 23,7, fibres 5,1, glucides 32,3, protéines 19,9

# Soupe à la truite et aux carottes

**Temps de préparation : 10 minutes**
**Temps de cuisson : 25 minutes**
**Portions : 4**

## Ingrédients:
- 1 oignon jaune, haché
- 12 tasses de bouillon de poisson faible en sodium
- 1 livre de carottes, tranchées
- 1 livre de filets de truite, désossés, sans peau et coupés en cubes
- 1 cuillère à soupe de paprika doux
- 1 tasse de tomates, en cubes
- 1 cuillère à soupe d'huile d'olive
- Poivre noir au goût

## Directions:
1. Faites chauffer une casserole avec l'huile à feu moyen-vif, ajoutez l'oignon, remuez et faites revenir pendant 5 minutes.
2. Ajoutez le poisson, les carottes et le reste des ingrédients, portez à ébullition et laissez cuire à feu moyen pendant 20 minutes.
3. Versez la soupe dans des bols et servez.

**Nutrition:** calories 361, lipides 13,4, fibres 4,6, glucides 164, protéines 44,1

# Ragoût de dinde et fenouil

**Temps de préparation : 10 minutes**
**Temps de cuisson : 45 minutes**
**Portions : 4**

### Ingrédients:
- 1 poitrine de dinde, sans peau, désossée et coupée en cubes
- 2 bulbes de fenouil, tranchés
- 1 cuillère à soupe d'huile d'olive
- 2 feuilles de laurier
- 1 oignon jaune, haché
- 1 tasse de tomates en conserve, sans sel ajouté
- 2 bouillons de bœuf faibles en sodium
- 3 gousses d'ail, hachées
- Poivre noir au goût

### Directions:
1. Faites chauffer une poêle avec l'huile à feu moyen, ajoutez l'oignon et la viande et faites revenir 5 minutes.
2. Ajoutez le fenouil et le reste des ingrédients, portez à ébullition et laissez cuire à feu moyen pendant 40 minutes en remuant de temps en temps.
3. Répartissez le ragoût dans des bols et servez.

**Nutrition:** calories 371, lipides 12,8, fibres 5,3, glucides 16,7, protéines 11,9

# Soupe d'aubergines

**Temps de préparation : 10 minutes**
**Temps de cuisson : 30 minutes**
**Portions : 4**

**Ingrédients:**
- 2 grosses aubergines, coupées en gros cubes
- 1 litre de bouillon de légumes à faible teneur en sodium
- 2 cuillères à soupe de concentré de tomate sans sel ajouté
- 1 oignon rouge, haché
- 1 cuillère à soupe d'huile d'olive
- 1 cuillère à soupe de coriandre hachée
- Une pincée de poivre noir

**Directions:**
1. Faites chauffer une casserole avec l'huile à feu moyen, ajoutez l'oignon, remuez et faites revenir pendant 5 minutes.
2. Ajouter les aubergines et les autres ingrédients, porter à ébullition à feu moyen, cuire 25 minutes, répartir dans des bols et servir.

**Nutrition:** calories 335, lipides 14,4, fibres 5, glucides 16,1, protéines 8,4

# Crème De Patates Douces

**Temps de préparation : 10 minutes**
**Temps de cuisson : 25 minutes**
**Portions : 4**

**Ingrédients:**
- 4 tasses de bouillon de légumes
- 2 cuillères à soupe d'huile d'avocat
- 2 patates douces, pelées et coupées en cubes
- 2 oignons jaunes, hachés
- 2 gousses d'ail, hachées
- 1 tasse de lait de coco
- Une pincée de poivre noir
- ½ cuillère à café de basilic haché

**Directions:**
1. Faites chauffer une casserole avec l'huile à feu moyen, ajoutez l'oignon et l'ail, remuez et faites revenir pendant 5 minutes.
2. Ajoutez les patates douces et le reste des ingrédients, portez à ébullition et laissez cuire à feu moyen pendant 20 minutes.
3. Mixez la soupe à l'aide d'un mixeur plongeant, versez dans des bols et servez pour le déjeuner.

**Nutrition:** calories 303, lipides 14,4, fibres 4, glucides 9,8, protéines 4,5

# Soupe au poulet et aux champignons

**Temps de préparation : 10 minutes**
**Temps de cuisson : 30 minutes**
**Portions : 4**

**Ingrédients:**
- 1 litre de bouillon de légumes, faible en sodium
- 1 cuillère à soupe de gingembre, râpé
- 1 oignon jaune, haché
- 1 cuillère à soupe d'huile d'olive
- 1 livre de poitrine de poulet, sans peau, désossée et coupée en cubes
- ½ livre de champignons blancs, tranchés
- 4 piments thaïlandais, hachés
- ¼ tasse de jus de citron vert
- ¼ tasse de coriandre, hachée
- Une pincée de poivre noir

**Directions:**
1. Faites chauffer une casserole avec l'huile à feu moyen, ajoutez l'oignon, le gingembre, les piments et la viande, remuez et faites dorer pendant 5 minutes.
2. Ajoutez les champignons, remuez et laissez cuire encore 5 minutes.
3. Ajoutez le reste des ingrédients, portez à ébullition et laissez cuire à feu moyen encore 20 minutes.
4. Versez la soupe dans des bols et servez aussitôt.

**Nutrition:** calories 226, lipides 8,4, fibres 3,3, glucides 13,6, protéines 28,2

# Poêle de Saumon au Citron Vert

**Temps de préparation : 10 minutes**
**Temps de cuisson : 20 minutes**
**Portions : 4**

### Ingrédients:
- 4 filets de saumon, désossés
- 3 gousses d'ail, hachées
- 1 oignon jaune, haché
- Poivre noir au goût
- 2 cuillères à soupe d'huile d'olive
- Jus d'1 citron vert
- 1 cuillère à soupe de zeste de citron vert, râpé
- 1 cuillère à soupe de thym haché

### Directions:
1. Faites chauffer une poêle avec l'huile à feu moyen-vif, ajoutez l'oignon et l'ail, remuez et faites revenir pendant 5 minutes.
2. Ajoutez le poisson et faites-le cuire 3 minutes de chaque côté.
3. Ajoutez le reste des ingrédients, faites cuire le tout encore 10 minutes, répartissez dans les assiettes et servez pour le déjeuner.

**Nutrition:** calories 315, lipides 18,1, fibres 1,1, glucides 4,9, protéines 35,1

# Salade de pommes de terre

**Temps de préparation : 10 minutes**
**Temps de cuisson : 20 minutes**
**Portions : 4**

**Ingrédients:**
- 2 tomates hachées
- 2 avocats, dénoyautés et hachés
- 2 tasses de bébés épinards
- 2 oignons verts, hachés
- 1 livre de pommes de terre dorées, bouillies, pelées et coupées en quartiers
- 1 cuillère à soupe d'huile d'olive
- 1 cuillère à soupe de jus de citron
- 1 oignon jaune, haché
- 2 gousses d'ail, hachées
- Poivre noir au goût
- 1 bouquet de coriandre hachée

**Directions:**
1. Faites chauffer une poêle avec l'huile à feu moyen-vif, ajoutez l'oignon, les oignons verts et l'ail, remuez et faites revenir pendant 5 minutes.
2. Ajouter les pommes de terre, mélanger délicatement et cuire encore 5 minutes.
3. Ajouter le reste des ingrédients, mélanger, cuire à feu moyen encore 10 minutes, répartir dans des bols et servir pour le déjeuner.

**Nutrition:** calories 342, lipides 23,4, fibres 11,7, glucides 33,5, protéines 5

# Poêlée de boeuf haché et tomates

Temps de préparation : 10 minutes
Temps de cuisson : 20 minutes
Portions : 4

Ingrédients:
- 1 livre de bœuf haché
- 1 oignon rouge, haché
- 1 cuillère à soupe d'huile d'olive
- 1 tasse de tomates cerises, coupées en deux
- ½ poivron rouge, haché
- Poivre noir au goût
- 1 cuillère à soupe de ciboulette hachée
- 1 cuillère à soupe de romarin haché
- 3 cuillères à soupe de bouillon de bœuf faible en sodium

Directions:
1. Faites chauffer une poêle avec l'huile à feu moyen, ajoutez l'oignon et le poivron, remuez et faites revenir 5 minutes.
2. Ajoutez la viande, remuez et faites-la revenir encore 5 minutes.
3. Ajouter le reste des ingrédients, mélanger, cuire 10 minutes, répartir dans des bols et servir pour le déjeuner.

**Nutrition:**calories 320, lipides 11,3, fibres 4,4, glucides 18,4, protéines 9

# Salade de crevettes et avocat

**Temps de préparation : 5 minutes**
**Temps de cuisson : 0 minutes**
**Portions : 4**

**Ingrédients:**
- 1 orange pelée et coupée en quartiers
- 1 livre de crevettes, cuites, décortiquées et déveinées
- 2 tasses de bébé roquette
- 1 avocat dénoyauté, pelé et coupé en cubes
- 2 cuillères à soupe d'huile d'olive
- 2 cuillères à soupe de vinaigre balsamique
- Jus de ½ orange
- Sel et poivre noir

**Directions:**
1. Dans un saladier, mélangez les crevettes avec les oranges et les autres ingrédients, mélangez et servez pour le déjeuner.

**Nutrition:** calories 300, lipides 5,2, fibres 2, glucides 11,4, protéines 6,7

# Crème De Brocoli

**Temps de préparation : 10 minutes**
**Temps de cuisson : 40 minutes**
**Portions : 4**

**Ingrédients:**
- 2 livres de fleurons de brocoli
- 1 oignon jaune, haché
- 1 cuillère à soupe d'huile d'olive
- Poivre noir au goût
- 2 gousses d'ail, hachées
- 3 tasses de bouillon de bœuf faible en sodium
- 1 tasse de lait de coco
- 2 cuillères à soupe de coriandre hachée

**Directions:**
1. Faites chauffer une casserole avec l'huile à feu moyen, ajoutez l'oignon et l'ail, remuez et faites revenir pendant 5 minutes.
2. Ajoutez le brocoli et les autres ingrédients sauf le lait de coco, portez à ébullition et laissez cuire à feu moyen encore 35 minutes.
3. Mixez la soupe à l'aide d'un mixeur plongeant, ajoutez le lait de coco, mixez à nouveau, répartissez dans des bols et servez.

**Nutrition:** calories 330, lipides 11,2, fibres 9,1, glucides 16,4, protéines 9,7

# Soupe aux choux

**Temps de préparation : 10 minutes**
**Temps de cuisson : 40 minutes**
**Portions : 4**

**Ingrédients:**
- 1 grosse tête de chou vert, râpée grossièrement
- 1 oignon jaune, haché
- 1 cuillère à soupe d'huile d'olive
- Poivre noir au goût
- 1 poireau, haché
- 2 tasses de tomates en conserve, faibles en sodium
- 4 tasses de bouillon de poulet, faible en sodium
- 1 cuillère à soupe de coriandre hachée

**Directions:**
1. Faites chauffer une casserole avec l'huile à feu moyen, ajoutez l'oignon et le poireau, remuez et laissez cuire 5 minutes.
2. Ajouter le chou et le reste des ingrédients sauf la coriandre, porter à ébullition et cuire à feu moyen pendant 35 minutes.
3. Versez la soupe dans des bols, saupoudrez de coriandre et servez.

**Nutrition:** calories 340, lipides 11,7, fibres 6, glucides 25,8, protéines 11,8

# Soupe de céleri et de chou-fleur

**Temps de préparation : 10 minutes**
**Temps de cuisson : 40 minutes**
**Portions : 4**

**Ingrédients:**
- 2 livres de fleurons de chou-fleur
- 1 oignon rouge, haché
- 1 cuillère à soupe d'huile d'olive
- 1 tasse de purée de tomates
- Poivre noir au goût
- 1 tasse de céleri, haché
- 6 tasses de bouillon de poulet faible en sodium
- 1 cuillère à soupe d'aneth haché

**Directions:**
4. Faites chauffer une casserole avec l'huile à feu moyen-vif, ajoutez l'oignon et le céleri, remuez et faites revenir pendant 5 minutes.
5. Ajoutez le chou-fleur et le reste des ingrédients, portez à ébullition et laissez cuire à feu moyen encore 35 minutes.
6. Répartissez la soupe dans des bols et servez.

**Nutrition:** calories 135, lipides 4, fibres 8, glucides 21,4, protéines 7,7

# Soupe de porc et poireaux

**Temps de préparation : 10 minutes**
**Temps de cuisson : 40 minutes**
**Portions : 4**

**Ingrédients:**
- 1 livre de viande de ragoût de porc, en cubes
- Poivre noir au goût
- 5 poireaux hachés
- 1 oignon jaune, haché
- 2 cuillères à soupe d'huile d'olive
- 1 cuillère à soupe de persil haché
- 6 tasses de bouillon de bœuf faible en sodium

**Directions:**
4. Faites chauffer une casserole avec l'huile à feu moyen-vif, ajoutez l'oignon et les poireaux, remuez et faites revenir 5 minutes.
5. Ajoutez la viande, remuez et faites dorer encore 5 minutes.
6. Ajoutez le reste des ingrédients, portez à ébullition et laissez cuire à feu moyen pendant 30 minutes.
7. Versez la soupe dans des bols et servez.

**Nutrition:** calories 395, lipides 18,3, fibres 2,6, glucides 18,4, protéines 38,2

# Salade de crevettes à la menthe et au brocoli

**Temps de préparation :** 5 minutes
**Temps de cuisson :** 20 minutes
**Portions :** 4

## Ingrédients:
- 1/3 tasse de bouillon de légumes faible en sodium
- 2 cuillères à soupe d'huile d'olive
- 2 tasses de fleurons de brocoli
- 1 livre de crevettes, décortiquées et déveinées
- Poivre noir au goût
- 1 oignon jaune, haché
- 4 tomates cerises, coupées en deux
- 2 gousses d'ail, hachées
- Jus de ½ citron
- ½ tasse d'olives Kalamata, dénoyautées et coupées en deux
- 1 cuillère à soupe de menthe hachée

## Directions:
1. Faites chauffer une poêle avec l'huile à feu moyen-vif, ajoutez l'oignon et l'ail, remuez et faites revenir pendant 3 minutes.
2. Ajouter les crevettes, mélanger et cuire encore 2 minutes.
3. Ajoutez le brocoli et les autres ingrédients, mélangez, faites cuire le tout 10 minutes, répartissez dans des bols et servez pour le déjeuner.

**Nutrition:** calories 270, lipides 11,3, fibres 4,1, glucides 14,3, protéines 28,9

# Soupe de crevettes et morue

**Temps de préparation : 10 minutes**
**Temps de cuisson : 20 minutes**
**Portions : 4**

### Ingrédients:
- 1 litre de bouillon de poulet faible en sodium
- ½ livre de crevettes, décortiquées et déveinées
- ½ livre de filets de morue, désossés, sans peau et coupés en cubes
- 2 cuillères à soupe d'huile d'olive
- 2 cuillères à café de poudre de chili
- 1 cuillère à café de paprika doux
- 2 échalotes, hachées
- Une pincée de poivre noir
- 1 cuillère à soupe d'aneth haché

### Directions:
1. Faites chauffer une casserole avec l'huile à feu moyen, ajoutez les échalotes, remuez et faites revenir 5 minutes.
2. Ajoutez les crevettes et la morue et laissez cuire encore 5 minutes.
3. Ajoutez le reste des ingrédients, portez à ébullition et laissez cuire à feu moyen pendant 10 minutes.
4. Répartissez la soupe dans des bols et servez.

**Nutrition:** calories 189, lipides 8,8, fibres 0,8, glucides 3,2, protéines 24,6

# Mélange de crevettes et oignons verts

**Temps de préparation : 10 minutes**
**Temps de cuisson : 10 minutes**
**Portions : 4**

**Ingrédients:**
- 2 livres de crevettes, décortiquées et déveinées
- 1 tasse de tomates cerises, coupées en deux
- 1 cuillère à soupe d'huile d'olive
- 4 oignons verts, hachés
- 1 cuillère à soupe de vinaigre balsamique
- 1 cuillère à soupe de ciboulette hachée

**Directions:**
1. Faites chauffer une poêle avec l'huile à feu moyen, ajoutez l'oignon et les tomates cerises, remuez et faites revenir 4 minutes.
2. Ajouter les crevettes et les autres ingrédients, cuire encore 6 minutes, répartir dans les assiettes et servir.

**Nutrition:** calories 313, lipides 7,5, fibres 1, glucides 6,4, protéines 52,4

# Ragoût d'épinards

**Temps de préparation : 10 minutes**
**Temps de cuisson : 15 minutes**
**Portions : 4**

**Ingrédients:**
- 1 cuillères à soupe d'huile d'olive
- 1 cuillère à café de gingembre, râpé
- 2 gousses d'ail, hachées
- 1 oignon jaune, haché
- 2 tomates hachées
- 1 tasse de tomates en conserve, sans sel ajouté
- 1 cuillère à café de cumin moulu
- Une pincée de poivre noir
- 1 tasse de bouillon de légumes faible en sodium
- 2 livres de feuilles d'épinards

**Directions:**
1. Faites chauffer une casserole avec l'huile à feu moyen, ajoutez le gingembre, l'ail et l'oignon, remuez et faites revenir pendant 5 minutes.
2. Ajouter les tomates, les tomates en conserve et les autres ingrédients, mélanger doucement, porter à ébullition et cuire encore 10 minutes.
3. Répartissez le ragoût dans des bols et servez.

**Nutrition:** calories 123, lipides 4,8, fibres 7,3, glucides 17, protéines 8,2

# Mélange de chou-fleur au curry

**Temps de préparation : 10 minutes**
**Temps de cuisson : 25 minutes**
**Portions : 4**

**Ingrédients:**
- 1 oignon rouge, haché
- 1 cuillère à soupe d'huile d'olive
- 2 gousses d'ail, hachées
- 1 poivron rouge, haché
- 1 poivron vert, haché
- 1 cuillère à soupe de jus de citron vert
- 1 livre de fleurons de chou-fleur
- 14 onces de tomates en conserve, hachées
- 2 cuillères à café de curry en poudre
- Une pincée de poivre noir
- 2 tasses de crème de coco
- 1 cuillère à soupe de coriandre hachée

**Directions:**
1. Faites chauffer une casserole avec l'huile à feu moyen, ajoutez l'oignon et l'ail, remuez et laissez cuire 5 minutes.
2. Ajoutez les poivrons et les autres ingrédients, portez le tout à ébullition et laissez cuire à feu moyen pendant 20 minutes.
3. Répartissez le tout dans des bols et servez.

**Nutrition:** calories 270, lipides 7,7, fibres 5,4, glucides 12,9, protéines 7

# Ragoût de carottes et courgettes

**Temps de préparation : 10 minutes**
**Temps de cuisson : 30 minutes**
**Portions : 4**

**Ingrédients:**
- 1 oignon jaune, haché
- 2 cuillères à soupe d'huile d'olive
- 2 gousses d'ail, hachées
- 4 courgettes, tranchées
- 2 carottes, tranchées
- 1 cuillère à café de paprika doux
- ¼ cuillère à café de poudre de chili
- Une pincée de poivre noir
- ½ tasse de tomates hachées
- 2 tasses de bouillon de légumes faible en sodium
- 1 cuillère à soupe de ciboulette hachée
- 1 cuillère à soupe de romarin haché

**Directions:**
1. Faites chauffer une casserole avec l'huile à feu moyen, ajoutez l'oignon et l'ail, remuez et faites revenir pendant 5 minutes.
2. Ajoutez les courgettes, les carottes et les autres ingrédients, portez à ébullition et laissez cuire encore 25 minutes.
3. Répartissez le ragoût dans des bols et servez aussitôt pour le déjeuner.

**Nutrition:** calories 272, lipides 4,6, fibres 4,7, glucides 14,9, protéines 9

# Ragoût de chou et haricots verts

**Temps de préparation : 10 minutes**
**Temps de cuisson : 25 minutes**
**Portions : 4**

**Ingrédients:**
- 2 cuillères à soupe d'huile d'olive
- 1 tête de chou rouge, râpée
- 1 oignon rouge, haché
- 1 livre de haricots verts, parés et coupés en deux
- 2 gousses d'ail, hachées
- 7 onces de tomates en conserve, hachées sans sel ajouté
- 2 tasses de bouillon de légumes faible en sodium
- Une pincée de poivre noir
- 1 cuillère à soupe d'aneth haché

**Directions:**
1. Faites chauffer une casserole avec l'huile, à feu moyen, ajoutez l'oignon et l'ail, remuez et faites revenir 5 minutes.
2. Ajoutez le chou et les autres ingrédients, remuez, couvrez et laissez mijoter à feu moyen pendant 20 minutes.
3. Répartir dans des bols et servir pour le déjeuner.

**Nutrition:** calories 281, lipides 8,5, fibres 7,1, glucides 14,9, protéines 6,7

# Soupe aux champignons et au chili

**Temps de préparation : 5 minutes**
**Temps de cuisson : 30 minutes**
**Portions : 4**

**Ingrédients:**
- 1 oignon jaune, haché
- 1 cuillère à soupe d'huile d'olive
- 1 piment rouge, haché
- 1 cuillère à café de poudre de chili
- ½ cuillère à café de paprika fort
- 4 gousses d'ail, hachées
- 1 livre de champignons blancs, tranchés
- 6 tasses de bouillon de légumes faible en sodium
- 1 tasse de tomates hachées
- ½ cuillère à soupe de persil haché

**Directions:**
1. Faites chauffer une casserole avec l'huile, à feu moyen, ajoutez l'oignon, le piment, le paprika fort, la poudre de chili et l'ail, remuez et faites revenir pendant 5 minutes.
2. Ajoutez les champignons, remuez et laissez cuire encore 5 minutes.
3. Ajoutez le reste des ingrédients, portez à ébullition et laissez cuire à feu moyen pendant 20 minutes.
4. Répartissez la soupe dans des bols et servez.

**Nutrition:** calories 290, lipides 6,6, fibres 4,6, glucides 16,9, protéines 10

# Porc au piment

**Temps de préparation : 10 minutes**
**Temps de cuisson : 30 minutes**
**Portions : 4**

**Ingrédients:**
- 2 livres de viande de ragoût de porc, en cubes
- 2 cuillères à soupe de pâte de piment
- 1 oignon jaune, haché
- 2 gousses d'ail, hachées
- 1 cuillère à soupe d'huile d'olive
- 2 tasses de bouillon de bœuf faible en sodium
- 1 cuillère à soupe d'origan haché

**Directions:**
1. Faites chauffer une casserole avec l'huile, à feu moyen-vif, ajoutez l'oignon et l'ail, remuez et faites revenir pendant 5 minutes.
2. Ajoutez la viande et faites-la revenir encore 5 minutes.
3. Ajoutez le reste des ingrédients, portez à ébullition et laissez cuire à feu moyen encore 20 minutes.
4. Répartissez le mélange dans des bols et servez.

**Nutrition:** calories 363, lipides 8,6, fibres 7, glucides 17,3, protéines 18,4

# Salade de champignons au paprika et au saumon

**Temps de préparation : 10 minutes**
**Temps de cuisson : 20 minutes**
**Portions : 4**

**Ingrédients:**
- 10 onces de saumon fumé, faible en sodium, désossé, sans peau et coupé en cubes
- 2 oignons verts, hachés
- 2 piments rouges, hachés
- 1 cuillère à soupe d'huile d'olive
- ½ cuillère à café d'origan séché
- ½ cuillère à café de paprika fumé
- Une pincée de poivre noir
- 8 onces de champignons blancs, tranchés
- 1 cuillère à soupe de jus de citron
- 1 tasse d'olives noires, dénoyautées et coupées en deux
- 1 cuillère à soupe de persil haché

**Directions:**
1. Faites chauffer une poêle avec l'huile à feu moyen, ajoutez les oignons et les piments, remuez et laissez cuire 4 minutes.
2. Ajoutez les champignons, remuez et faites-les revenir 5 minutes.
3. Ajoutez le saumon et les autres ingrédients, mélangez, faites cuire le tout encore 10 minutes, répartissez dans des bols et servez pour le déjeuner.

**Nutrition:** calories 321, lipides 8,5, fibres 8, glucides 22,2, protéines 13,5

# Mélange de pois chiches et de pommes de terre

**Temps de préparation :** 10 minutes
**Temps de cuisson :** 30 minutes
**Portions :** 4

**Ingrédients:**
- 2 cuillères à soupe d'huile d'olive
- 1 tasse de pois chiches en conserve, sans sel ajouté, égouttés et rincés
- 1 livre de patates douces, pelées et coupées en quartiers
- 4 gousses d'ail, hachées
- 2 échalotes, hachées
- 1 tasse de tomates en conserve, sans sel ajouté et hachées
- 1 cuillère à café de coriandre moulue
- 2 tomates hachées
- 1 tasse de bouillon de légumes faible en sodium
- Une pincée de poivre noir
- 1 cuillère à soupe de jus de citron
- 1 cuillère à soupe de coriandre hachée

**Directions:**
1. Faites chauffer une casserole avec l'huile à feu moyen, ajoutez les échalotes et l'ail, remuez et faites revenir pendant 5 minutes.

2. Ajoutez les pois chiches, les pommes de terre et les autres ingrédients, portez à ébullition et laissez cuire à feu moyen pendant 25 minutes.
3. Répartissez le tout dans des bols et servez pour le déjeuner.

**Nutrition:** calories 341, lipides 11,7, fibres 6, glucides 14,9, protéines 18,7

# Mélange de poulet à la cardamome

**Temps de préparation : 10 minutes**
**Temps de cuisson : 30 minutes**
**Portions : 4**

**Ingrédients:**
- 1 cuillère à soupe d'huile d'olive
- 1 livre de poitrine de poulet, sans peau, désossée et coupée en cubes
- 1 échalote, hachée
- 1 cuillère à soupe de gingembre, râpé
- 2 gousses d'ail, hachées
- 1 cuillère à café de cardamome moulue
- ½ cuillère à café de poudre de curcuma
- 1 cuillère à café de jus de citron vert
- 1 tasse de bouillon de poulet faible en sodium
- 1 cuillère à soupe de coriandre hachée

**Directions:**
1. Faites chauffer une casserole avec l'huile à feu moyen-vif, ajoutez l'échalote, le gingembre, l'ail, la cardamome et le curcuma, remuez et faites revenir pendant 5 minutes.
2. Ajoutez la viande et faites-la revenir 5 minutes.
3. Ajoutez le reste des ingrédients, portez le tout à ébullition et laissez cuire 20 minutes.
4. Répartissez le mélange dans des bols et servez.

**Nutrition:** calories 175, lipides 6,5, fibres 0,5, glucides 3,3, protéines 24,7

# Chili aux lentilles

**Temps de préparation : 10 minutes**
**Temps de cuisson : 35 minutes**
**Portions : 6**

**Ingrédients:**
- 1 poivron vert, haché
- 1 cuillère à soupe d'huile d'olive
- 2 oignons nouveaux, hachés
- 2 gousses d'ail, hachées
- 24 onces de lentilles en conserve, sans sel ajouté, égouttées et rincées
- 2 tasses de bouillon de légumes
- 2 cuillères à soupe de poudre de chili doux
- ½ cuillère à café de poudre de chipotle
- 30 onces de tomates en conserve, sans sel ajouté, hachées
- Une pincée de poivre noir

**Directions:**
1. Faites chauffer une casserole avec l'huile à feu moyen, ajoutez les oignons et l'ail, remuez et faites revenir pendant 5 minutes.
2. Ajoutez le poivron, les lentilles et les autres ingrédients, portez à ébullition et laissez cuire à feu moyen pendant 30 minutes.
3. Répartissez le chili dans des bols et servez pour le déjeuner.

**Nutrition:** calories 466, lipides 5, fibres 37,6, glucides 77,9, protéines 31,2

Recettes de plats d'accompagnement du régime Dash

# Endives au romarin

**Temps de préparation : 10 minutes**
**Temps de cuisson : 20 minutes**
**Portions : 4**

**Ingrédients:**
- 2 endives, coupées en deux dans le sens de la longueur
- 2 cuillères à soupe d'huile d'olive
- 1 cuillère à café de romarin séché
- ½ cuillère à café de poudre de curcuma
- Une pincée de poivre noir

**Directions:**
1. Dans un plat allant au four, mélanger les endives avec l'huile et les autres ingrédients, mélanger délicatement, introduire au four et cuire au four à 400 degrés F pendant 20 minutes.
2. Répartir dans les assiettes et servir en accompagnement.

**Nutrition:** calories 66, lipides 7,1, fibres 1, glucides 1,2, protéines 0,3

# Endives Citronnées

**Temps de préparation : 10 minutes**
**Temps de cuisson : 20 minutes**
**Portions : 4**

**Ingrédients:**
- 4 endives, coupées en deux dans le sens de la longueur
- 1 cuillère à soupe de jus de citron
- 1 cuillère à soupe de zeste de citron, râpé
- 2 cuillères à soupe de parmesan sans gras, râpé
- 2 cuillères à soupe d'huile d'olive
- Une pincée de poivre noir

**Directions:**
1. Dans un plat allant au four, mélanger les endives avec le jus de citron et les autres ingrédients sauf le parmesan et mélanger.
2. Saupoudrer de parmesan, cuire les endives à 400 degrés F pendant 20 minutes, répartir dans les assiettes et servir en accompagnement.

**Nutrition:** calories 71, lipides 7,1, fibres 0,9, glucides 2,3, protéines 0,9

# Asperges au pesto

**Temps de préparation : 10 minutes**
**Temps de cuisson : 20 minutes**
**Portions : 4**

**Ingrédients:**
- 1 livre d'asperges, parées
- 2 cuillères à soupe de pesto de basilic
- 1 cuillère à soupe de jus de citron
- Une pincée de poivre noir
- 3 cuillères à soupe d'huile d'olive
- 2 cuillères à soupe de coriandre hachée

**Directions:**
1. Disposer les asperges sur une plaque à pâtisserie tapissée, ajouter le pesto et les autres ingrédients, mélanger, mettre au four et cuire à 400 degrés F pendant 20 minutes.
2. Répartir dans les assiettes et servir en accompagnement.

**Nutrition:** calories 114, lipides 10,7, fibres 2,4, glucides 4,6, protéines 2,6

# Carottes au Paprika

**Temps de préparation : 10 minutes**
**Temps de cuisson : 30 minutes**
**Portions : 4**

**Ingrédients:**
- 1 livre de mini-carottes, parées
- 1 cuillère à soupe de paprika doux
- 1 cuillère à café de jus de citron vert
- 3 cuillères à soupe d'huile d'olive
- Une pincée de poivre noir
- 1 cuillère à café de graines de sésame

**Directions:**
1. Disposer les carottes sur une plaque à pâtisserie tapissée, ajouter le paprika et les autres ingrédients sauf les graines de sésame, mélanger, mettre au four et cuire au four à 400 degrés F pendant 30 minutes.
2. Répartir les carottes dans les assiettes, saupoudrer de graines de sésame et servir en accompagnement.

**Nutrition:** calories 142, lipides 11,3, fibres 4,1, glucides 11,4, protéines 1,2

# Poêle de pommes de terre crémeuse

**Temps de préparation : 10 minutes**
**Temps de cuisson : 1 heure**
**Portions : 8**

## Ingrédients:
- 1 livre de pommes de terre dorées, pelées et coupées en quartiers
- 2 cuillères à soupe d'huile d'olive
- 1 oignon rouge, haché
- 2 gousses d'ail, hachées
- 2 tasses de crème de coco
- 1 cuillère à soupe de thym haché
- ¼ cuillère à café de muscade moulue
- ½ tasse de parmesan faible en gras, râpé

## Directions:
1. Faites chauffer une poêle avec l'huile à feu moyen, ajoutez l'oignon et l'ail et faites revenir 5 minutes.
2. Ajoutez les pommes de terre et faites-les revenir encore 5 minutes.
3. Ajoutez la crème et le reste des ingrédients, mélangez délicatement, portez à ébullition et laissez cuire à feu moyen encore 40 minutes.
4. Répartissez le mélange dans les assiettes et servez en accompagnement.

**Nutrition:** calories 230, lipides 19,1, fibres 3,3, glucides 14,3, protéines 3,6

# Chou au sésame

**Temps de préparation : 10 minutes**
**Temps de cuisson : 20 minutes**
**Portions : 4**

**Ingrédients:**
- 1 livre de chou vert, râpé grossièrement
- 2 cuillères à soupe d'huile d'olive
- Une pincée de poivre noir
- 1 échalote, hachée
- 2 gousses d'ail, hachées
- 2 cuillères à soupe de vinaigre balsamique
- 2 cuillères à café de paprika fort
- 1 cuillère à café de graines de sésame

**Directions:**
1. Faites chauffer une poêle avec l'huile à feu moyen, ajoutez l'échalote et l'ail et faites revenir 5 minutes.
2. Ajouter le chou et les autres ingrédients, mélanger, cuire à feu moyen pendant 15 minutes, répartir dans les assiettes et servir.

**Nutrition:** calories 101, lipides 7,6, fibres 3,4, glucides 84, protéines 1,9

# Brocoli à la coriandre

**Temps de préparation : 10 minutes**
**Temps de cuisson : 30 minutes**
**Portions : 4**

**Ingrédients:**
- 2 cuillères à soupe d'huile d'olive
- 1 livre de fleurons de brocoli
- 2 gousses d'ail, hachées
- 2 cuillères à soupe de sauce chili
- 1 cuillère à soupe de jus de citron
- Une pincée de poivre noir
- 2 cuillères à soupe de coriandre hachée

**Directions:**
1. Dans un plat allant au four, mélanger le brocoli avec l'huile, l'ail et les autres ingrédients, mélanger un peu, mettre au four et cuire au four à 400 degrés F pendant 30 minutes.
2. Répartissez le mélange dans les assiettes et servez en accompagnement.

**Nutrition:** calories 103, lipides 7,4, fibres 3, glucides 8,3, protéines 3,4

# Choux de Bruxelles au piment

**Temps de préparation : 10 minutes**
**Temps de cuisson : 25 minutes**
**Portions : 4**

**Ingrédients:**
- 1 cuillère à soupe d'huile d'olive
- 1 livre de choux de Bruxelles, parés et coupés en deux
- 2 gousses d'ail, hachées
- ½ tasse de mozzarella faible en gras, râpée
- Une pincée de flocons de piment écrasés

**Directions:**
1. Dans un plat allant au four, mélanger les pousses avec l'huile et les autres ingrédients sauf le fromage et mélanger.
2. Saupoudrer le fromage, mettre au four et cuire au four à 400 degrés F pendant 25 minutes.
3. Répartir dans les assiettes et servir en accompagnement.

**Nutrition:** calories 91, lipides 4,5, fibres 4,3, glucides 10,9, protéines 5

# Mélange de choux de Bruxelles et oignons verts

**Temps de préparation :** 10 minutes
**Temps de cuisson :** 25 minutes
**Portions :** 4

**Ingrédients:**
- 2 cuillères à soupe d'huile d'olive
- 1 livre de choux de Bruxelles, parés et coupés en deux
- 3 oignons verts, hachés
- 2 gousses d'ail, hachées
- 1 cuillère à soupe de vinaigre balsamique
- 1 cuillère à soupe de paprika doux
- Une pincée de poivre noir

**Directions:**
1. Dans un plat allant au four, mélanger les choux de Bruxelles avec l'huile et les autres ingrédients, mélanger et cuire au four à 400 degrés F pendant 25 minutes.
2. Répartissez le mélange dans les assiettes et servez.

**Nutrition:** calories 121, lipides 7,6, fibres 5,2, glucides 12,7, protéines 4,4

# Purée de chou-fleur

**Temps de préparation : 10 minutes**
**Temps de cuisson : 25 minutes**
**Portions : 4**

**Ingrédients:**
- 2 livres de fleurons de chou-fleur
- ½ tasse de lait de coco
- Une pincée de poivre noir
- ½ tasse de crème sure faible en gras
- 1 cuillère à soupe de coriandre hachée
- 1 cuillère à soupe de ciboulette hachée

**Directions:**
1. Mettez le chou-fleur dans une casserole, couvrez d'eau, portez à ébullition à feu moyen, laissez cuire 25 minutes et égouttez.
2. Écrasez le chou-fleur, ajoutez le lait, le poivre noir et la crème, fouettez bien, répartissez dans les assiettes, saupoudrez le reste des ingrédients et servez.

**Nutrition:** calories 188, lipides 13,4, fibres 6,4, glucides 15, protéines 6,1

# salade d'avocats

**Temps de préparation : 5 minutes**
**Temps de cuisson : 0 minutes**
**Portions : 4**

**Ingrédients:**
- 2 cuillères à soupe d'huile d'olive
- 2 avocats pelés, dénoyautés et coupés en quartiers
- 1 tasse d'olives kalamata, dénoyautées et coupées en deux
- 1 tasse de tomates, en cubes
- 1 cuillère à soupe de gingembre, râpé
- Une pincée de poivre noir
- 2 tasses de bébé roquette
- 1 cuillère à soupe de vinaigre balsamique

**Directions:**
1. Dans un bol, mélanger les avocats avec le kalamata et les autres ingrédients, mélanger et servir en accompagnement.

**Nutrition:** calories 320, lipides 30,4, fibres 8,7, glucides 13,9, protéines 3

# Salade de radis

**Temps de préparation : 5 minutes**
**Temps de cuisson : 0 minutes**
**Portions : 4**

**Ingrédients:**
- 2 oignons verts, tranchés
- 1 livre de radis, en cubes
- 2 cuillères à soupe de vinaigre balsamique
- 2 cuillères à soupe d'huile d'olive
- 1 cuillère à café de poudre de chili
- 1 tasse d'olives noires, dénoyautées et coupées en deux
- Une pincée de poivre noir

**Directions:**
1. Dans un grand saladier, mélanger les radis avec les oignons et les autres ingrédients, mélanger et servir en accompagnement.

**Nutrition:** calories 123, lipides 10,8, fibres 3,3, glucides 7, protéines 1,3

# Salade d'Endives Citronnée

**Temps de préparation : 5 minutes**
**Temps de cuisson : 0 minutes**
**Portions : 4**

**Ingrédients:**
- 2 endives grossièrement râpées
- 1 cuillère à soupe d'aneth haché
- ¼ tasse de jus de citron
- ¼ tasse d'huile d'olive
- 2 tasses de bébés épinards
- 2 tomates, coupées en cubes
- 1 concombre, tranché
- ½ tasse de noix, hachées

**Directions:**
1. Dans un grand bol, mélanger les endives avec les épinards et les autres ingrédients, mélanger et servir en accompagnement.

**Nutrition:** calories 238, lipides 22,3, fibres 3,1, glucides 8,4, protéines 5,7

# Mélange d'olives et de maïs

**Temps de préparation : 5 minutes**
**Temps de cuisson : 0 minutes**
**Portions : 4**

Ingrédients:
- 2 cuillères à soupe d'huile d'olive
- 1 cuillère à soupe de vinaigre balsamique
- Une pincée de poivre noir
- 4 tasses de maïs
- 2 tasses d'olives noires, dénoyautées et coupées en deux
- 1 oignon rouge, haché
- ½ tasse de tomates cerises, coupées en deux
- 1 cuillère à soupe de basilic haché
- 1 cuillère à soupe de piment jalapeno, haché
- 2 tasses de laitue romaine, râpée

Directions:
1. Dans un grand bol, mélanger le maïs avec les olives, la laitue et les autres ingrédients, bien mélanger, répartir dans les assiettes et servir en accompagnement.

**Nutrition:** calories 290, lipides 16,1, fibres 7,4, glucides 37,6, protéines 6,2

# Salade de roquette et pignons de pin

**Temps de préparation : 5 minutes**
**Temps de cuisson : 0 minutes**
**Portions : 4**

**Ingrédients:**
- ¼ tasse de graines de grenade
- 5 tasses de bébé roquette
- 6 cuillères à soupe d'oignons verts, hachés
- 1 cuillère à soupe de vinaigre balsamique
- 2 cuillères à soupe d'huile d'olive
- 3 cuillères à soupe de pignons de pin
- ½ échalote, hachée

**Directions:**
1. Dans un saladier, mélanger la roquette avec la grenade et les autres ingrédients, mélanger et servir.

**Nutrition:** calories 120, lipides 11,6, fibres 0,9, glucides 4,2, protéines 1,8

# Amandes et épinards

**Temps de préparation :** 10 minutes
**Temps de cuisson :** 0 minutes
**Portions :** 4

**Ingrédients:**
- 2 cuillères à soupe d'huile d'olive
- 2 avocats pelés, dénoyautés et coupés en quartiers
- 3 tasses de bébés épinards
- ¼ tasse d'amandes grillées et hachées
- 1 cuillère à soupe de jus de citron
- 1 cuillère à soupe de coriandre hachée

**Directions:**
1. Dans un bol, mélanger les avocats avec les amandes, les épinards et les autres ingrédients, mélanger et servir en accompagnement.

**Nutrition:** calories 181, lipides 4, fibres 4,8, glucides 11,4, protéines 6

# Salade de haricots verts et de maïs

**Temps de préparation : 4 minutes**
**Temps de cuisson : 0 minutes**
**Portions : 4**

**Ingrédients:**
- Jus d'1 citron vert
- 2 tasses de laitue romaine, râpée
- 1 tasse de maïs
- ½ livre de haricots verts, blanchis et coupés en deux
- 1 concombre, haché
- 1/3 tasse de ciboulette, hachée

**Directions:**
1. Dans un bol, mélanger les haricots verts avec le maïs et les autres ingrédients, mélanger et servir.

**Nutrition:** calories 225, lipides 12, fibres 2,4, glucides 11,2, protéines 3,5

# Salade d'endives et chou frisé

**Temps de préparation : 4 minutes**
**Temps de cuisson : 0 minutes**
**Portions : 4**

**Ingrédients:**
- 3 cuillères à soupe d'huile d'olive
- 2 endives, parées et râpées
- 2 cuillères à soupe de jus de citron vert
- 1 cuillère à soupe de zeste de citron vert, râpé
- 1 oignon rouge, tranché
- 1 cuillère à soupe de vinaigre balsamique
- 1 livre de chou frisé, déchiré
- Une pincée de poivre noir

**Directions:**
1. Dans un bol, mélanger les endives avec le chou frisé et les autres ingrédients, bien mélanger et servir froid en accompagnement.

**Nutrition:** calories 270, lipides 11,4, fibres 5, glucides 14,3, protéines 5,7

# Salade d'edamames

Temps de préparation : 5 minutes
Temps de cuisson : 6 minutes
Portions : 4

Ingrédients:
- 2 cuillères à soupe d'huile d'olive
- 2 cuillères à soupe de vinaigre balsamique
- 2 gousses d'ail, hachées
- 3 tasses d'edamames, décortiqués
- 1 cuillère à soupe de ciboulette hachée
- 2 échalotes, hachées

Directions:
1. Faites chauffer une poêle avec l'huile à feu moyen, ajoutez les edamames, l'ail et les autres ingrédients, mélangez, laissez cuire 6 minutes, répartissez dans les assiettes et servez.

**Nutrition:** calories 270, lipides 8,4, fibres 5,3, glucides 11,4, protéines 6

# Salade de raisins et d'avocats

**Temps de préparation : 5 minutes**
**Temps de cuisson : 0 minutes**
**Portions : 4**

**Ingrédients:**
- 2 tasses de bébés épinards
- 2 avocats pelés, dénoyautés et coupés grossièrement en cubes
- 1 concombre, tranché
- 1 tasse et ½ de raisins verts, coupés en deux
- 2 cuillères à soupe d'huile d'avocat
- 1 cuillère à soupe de vinaigre de cidre
- 2 cuillères à soupe de persil haché
- Une pincée de poivre noir

**Directions:**
1. Dans un saladier, mélanger les pousses d'épinards avec les avocats et les autres ingrédients, mélanger et servir.

**Nutrition:** calories 277, lipides 11,4, fibres 5, glucides 14,6, protéines 4

# Mélange d'aubergines à l'origan

**Temps de préparation : 10 minutes**
**Temps de cuisson : 20 minutes**
**Portions : 4**

**Ingrédients:**
- 2 grosses aubergines, coupées en gros cubes
- 1 cuillère à soupe d'origan haché
- ½ tasse de parmesan faible en gras, râpé
- ¼ cuillère à café de poudre d'ail
- 2 cuillères à soupe d'huile d'olive
- Une pincée de poivre noir

**Directions:**
1. Dans un plat allant au four, mélanger les aubergines avec l'origan et les autres ingrédients sauf le fromage et mélanger.
2. Saupoudrer de parmesan, mettre au four et cuire au four à 370 degrés F pendant 20 minutes.
3. Répartir dans les assiettes et servir en accompagnement.

**Nutrition:** calories 248, lipides 8,4, fibres 4, glucides 14,3, protéines 5,4

# Mélange de tomates au four

**Temps de préparation : 10 minutes**
**Temps de cuisson : 20 minutes**
**Portions : 4**

**Ingrédients:**
- 2 livres de tomates, coupées en deux
- 1 cuillère à soupe de basilic haché
- 3 cuillères à soupe d'huile d'olive
- Le zeste d'1 citron, râpé
- 3 gousses d'ail, hachées
- ¼ tasse de parmesan faible en gras, râpé
- Une pincée de poivre noir

**Directions:**
1. Dans un plat allant au four, mélanger les tomates avec le basilic et les autres ingrédients sauf le fromage et mélanger.
2. Saupoudrer le parmesan, mettre au four à 375 degrés F pendant 20 minutes, répartir dans les assiettes et servir en accompagnement.

**Nutrition:** calories 224, lipides 12, fibres 4,3, glucides 10,8, protéines 5,1

# Champignons au thym

**Temps de préparation : 10 minutes**
**Temps de cuisson : 30 minutes**
**Portions : 4**

**Ingrédients:**
- 2 livres de champignons blancs, coupés en deux
- 4 gousses d'ail, hachées
- 2 cuillères à soupe d'huile d'olive
- 1 cuillère à soupe de thym haché
- 2 cuillères à soupe de persil haché
- Poivre noir au goût

**Directions:**
1. Dans un plat allant au four, mélanger les champignons avec l'ail et les autres ingrédients, mélanger, introduire au four et cuire à 400 degrés F pendant 30 minutes.
2. Répartir dans les assiettes et servir en accompagnement.

**Nutrition:** calories 251, lipides 9,3, fibres 4, glucides 13,2, protéines 6

# Sauté d'épinards et de maïs

**Temps de préparation :** 10 minutes
**Temps de cuisson :** 15 minutes
**Portions :** 4

**Ingrédients:**

- 1 tasse de maïs
- 1 livre de feuilles d'épinards
- 1 cuillère à café de paprika doux
- 1 cuillère à soupe d'huile d'olive
- 1 oignon jaune, haché
- ½ tasse de basilic, déchiré
- Une pincée de poivre noir
- ½ cuillère à café de flocons de piment rouge

**Directions:**

1. Faites chauffer une poêle avec l'huile à feu moyen-vif, ajoutez l'oignon, remuez et faites revenir pendant 5 minutes.
2. Ajouter le maïs, les épinards et les autres ingrédients, mélanger, cuire à feu moyen encore 10 minutes, répartir dans les assiettes et servir.

**Nutrition:** calories 201, lipides 13,1, fibres 2,5, glucides 14,4, protéines 3,7

# Sauté de maïs et d'oignons verts

**Temps de préparation : 10 minutes**
**Temps de cuisson : 15 minutes**
**Portions : 4**

**Ingrédients:**
- 4 tasses de maïs
- 1 cuillère à soupe d'huile d'avocat
- 2 échalotes, hachées
- 1 cuillère à café de poudre de chili
- 2 cuillères à soupe de concentré de tomate, sans sel ajouté
- 3 oignons verts, hachés
- Une pincée de poivre noir

**Directions:**
1. Faites chauffer une poêle avec l'huile à feu moyen-vif, ajoutez les oignons verts et la poudre de chili, remuez et faites revenir pendant 5 minutes.
2. Ajouter le maïs et les autres ingrédients, mélanger, cuire encore 10 minutes, répartir dans les assiettes et servir en accompagnement.

**Nutrition:** calories 259, lipides 11,1, fibres 2,6, glucides 13,2, protéines 3,5

# Salade d'épinards et de mangue

**Temps de préparation : 10 minutes**
**Temps de cuisson : 0 minutes**
**Portions : 4**

**Ingrédients:**
- 1 tasse de mangue, pelée et coupée en cubes
- 4 tasses de bébés épinards
- 1 cuillère à soupe d'huile d'olive
- 2 oignons nouveaux, hachés
- 1 cuillère à soupe de jus de citron
- 1 cuillère à soupe de câpres, égouttées, sans sel ajouté
- 1/3 tasse d'amandes hachées

**Directions:**
1. Dans un bol, mélangez les épinards avec la mangue et les autres ingrédients, mélangez et servez.

**Nutrition:** calories 200, lipides 7,4, fibres 3, glucides 4,7, protéines 4,4

# Pommes de terre à la moutarde

**Temps de préparation : 5 minutes**
**Temps de cuisson : 1 heure**
**Portions : 4**

**Ingrédients:**
- 1 livre de pommes de terre dorées, pelées et coupées en quartiers
- 2 cuillères à soupe d'huile d'olive
- Une pincée de poivre noir
- 2 cuillères à soupe de romarin haché
- 1 cuillère à soupe de moutarde de Dijon
- 2 gousses d'ail, hachées

**Directions:**
1. Dans un plat allant au four, mélanger les pommes de terre avec l'huile et les autres ingrédients, mélanger, mettre au four à 400 degrés F et cuire au four environ 1 heure.
2. Répartir dans les assiettes et servir immédiatement en accompagnement.

**Nutrition:** calories 237, lipides 11,5, fibres 6,4, glucides 14,2, protéines 9

# Choux de Bruxelles à la noix de coco

**Temps de préparation :** 5 minutes
**Temps de cuisson :** 30 minutes
**Portions :** 4

## Ingrédients:

- 1 livre de choux de Bruxelles, parés et coupés en deux
- 1 tasse de crème de coco
- 1 cuillère à soupe d'huile d'olive
- 2 échalotes, hachées
- Une pincée de poivre noir
- ½ tasse de noix de cajou, hachées

## Directions:

1. Dans une rôtissoire, mélanger les pousses avec la crème et le reste des ingrédients, mélanger et cuire au four pendant 30 minutes à 350 degrés F.
2. Répartir dans les assiettes et servir en accompagnement.

**Nutrition:** calories 270, lipides 6,5, fibres 5,3, glucides 15,9, protéines 3,4

# Carottes à la sauge

**Temps de préparation : 10 minutes**
**Temps de cuisson : 30 minutes**
**Portions : 4**

**Ingrédients:**
- 2 cuillères à soupe d'huile d'olive
- 2 cuillères à café de paprika doux
- 1 livre de carottes, pelées et coupées en gros cubes
- 1 oignon rouge, haché
- 1 cuillère à soupe de sauge hachée
- Une pincée de poivre noir

**Directions:**
1. Dans un plat allant au four, mélanger les carottes avec l'huile et les autres ingrédients, mélanger et cuire au four à 380 degrés F pendant 30 minutes.
2. Répartir dans les assiettes et servir.

**Nutrition:** calories 200, lipides 8,7, fibres 2,5, glucides 7,9, protéines 4

# Champignons à l'ail et maïs

**Temps de préparation : 10 minutes**
**Temps de cuisson : 20 minutes**
**Portions : 4**

**Ingrédients:**
- 1 livre de champignons blancs, coupés en deux
- 2 tasses de maïs
- 2 cuillères à soupe d'huile d'olive
- 4 gousses d'ail, hachées
- 1 tasse de tomates en conserve, sans sel ajouté, hachées
- Une pincée de poivre noir
- ½ cuillère à café de poudre de chili

**Directions:**
1. Faites chauffer une poêle avec l'huile à feu moyen, ajoutez les champignons, l'ail et le maïs, remuez et faites revenir 10 minutes.
2. Ajouter le reste des ingrédients, mélanger, cuire à feu moyen encore 10 minutes, répartir dans les assiettes et servir.

**Nutrition:** calories 285, lipides 13, fibres 2,2, glucides 14,6, protéines 6,7.

# Haricots verts au pesto

**Temps de préparation : 10 minutes**
**Temps de cuisson : 15 minutes**
**Portions : 4**

**Ingrédients:**
- 2 cuillères à soupe de pesto de basilic
- 2 cuillères à café de paprika doux
- 1 livre de haricots verts, parés et coupés en deux
- Jus de 1 citron
- 2 cuillères à soupe d'huile d'olive
- 1 oignon rouge, tranché
- Une pincée de poivre noir

**Directions:**
1. Faites chauffer une poêle avec l'huile à feu moyen-vif, ajoutez l'oignon, remuez et faites revenir pendant 5 minutes.
2. Ajouter les haricots et le reste des ingrédients, mélanger, cuire à feu moyen pendant 10 minutes, répartir dans les assiettes et servir.

**Nutrition:** calories 280, lipides 10, fibres 7,6, glucides 13,9, protéines 4,7

# Tomates à l'estragon

**Temps de préparation :** 5 minutes
**Temps de cuisson :** 0 minutes
**Portions :** 4

**Ingrédients:**
- 1 et ½ cuillère à soupe d'huile d'olive
- 1 livre de tomates, coupées en quartiers
- 1 cuillère à soupe de jus de citron vert
- 1 cuillère à soupe de zeste de citron vert, râpé
- 2 cuillères à soupe d'estragon haché
- Une pincée de poivre noir

**Directions:**
1. Dans un bol, mélanger les tomates avec les autres ingrédients, mélanger et servir en salade d'accompagnement.

**Nutrition:** calories 170, lipides 4, fibres 2,1, glucides 11,8, protéines 6

# Betteraves aux amandes

**Temps de préparation : 10 minutes**
**Temps de cuisson : 30 minutes**
**Portions : 4**

**Ingrédients:**
- 4 betteraves pelées et coupées en quartiers
- 3 cuillères à soupe d'huile d'olive
- 2 cuillères à soupe d'amandes hachées
- 2 cuillères à soupe de vinaigre balsamique
- Une pincée de poivre noir
- 2 cuillères à soupe de persil haché

**Directions:**
1. Dans un plat allant au four, mélanger les betteraves avec l'huile et les autres ingrédients, mélanger, mettre au four et cuire au four à 400 degrés pendant 30 minutes.
2. Répartissez le mélange dans les assiettes et servez.

**Nutrition:** calories 230, lipides 11, fibres 4,2, glucides 7,3, protéines 3,6

# Tomates mentholées et maïs

**Temps de préparation : 5 minutes**
**Temps de cuisson : 0 minutes**
**Portions : 4**

**Ingrédients:**
- 2 cuillères à soupe de menthe hachée
- 1 livre de tomates, coupées en quartiers
- 2 tasses de maïs
- 2 cuillères à soupe d'huile d'olive
- 1 cuillère à soupe de vinaigre de romarin
- Une pincée de poivre noir

**Directions:**
1. Dans un saladier, mélanger les tomates avec le maïs et les autres ingrédients, mélanger et servir.

Apprécier!

**Nutrition:** calories 230, lipides 7,2, fibres 2, glucides 11,6, protéines 4

# Salsa de courgettes et d'avocat

**Temps de préparation : 5 minutes**
**Temps de cuisson : 10 minutes**
**Portions : 4**

### Ingrédients:
- 2 cuillères à soupe d'huile d'olive
- 2 courgettes, coupées en cubes
- 1 avocat pelé, dénoyauté et coupé en cubes
- 2 tomates, coupées en cubes
- 1 concombre, en cubes
- 1 oignon jaune, haché
- 2 cuillères à soupe de jus de citron vert frais
- 2 cuillères à soupe de coriandre hachée

### Directions:
1. Faites chauffer une poêle avec l'huile à feu moyen, ajoutez l'oignon et les courgettes, mélangez et laissez cuire 5 minutes.
2. Ajouter le reste des ingrédients, mélanger, cuire encore 5 minutes, répartir dans les assiettes et servir.

**Nutrition:** calories 290, lipides 11,2, fibres 6,1, glucides 14,7, protéines 5,6

# Mélange de pommes et choux

**Temps de préparation : 5 minutes**
**Temps de cuisson : 0 minutes**
**Portions : 4**

**Ingrédients:**
- 2 pommes vertes, épépinées et coupées en cubes
- 1 tête de chou rouge, râpée
- 2 cuillères à soupe de vinaigre balsamique
- ½ cuillère à café de graines de carvi
- 2 cuillères à soupe d'huile d'olive
- Poivre noir au goût

**Directions:**
1. Dans un bol, mélanger le chou avec les pommes et les autres ingrédients, mélanger et servir en salade d'accompagnement.

**Nutrition:** calories 165, lipides 7,4, fibres 7,3, glucides 26, protéines 2,6

# Betteraves rôties

**Temps de préparation : 10 minutes**
**Temps de cuisson : 30 minutes**
**Portions : 4**

**Ingrédients:**
- 4 betteraves pelées et coupées en quartiers
- 2 cuillères à soupe d'huile d'olive
- 2 gousses d'ail, hachées
- Une pincée de poivre noir
- ¼ tasse de persil, haché
- ¼ tasse de noix, hachées

**Directions:**
1. Dans un plat allant au four, mélanger les betteraves avec l'huile et les autres ingrédients, mélanger pour enrober, introduire au four à 420 degrés F, cuire au four 30 minutes, répartir dans les assiettes et servir en accompagnement.

**Nutrition:** calories 156, lipides 11,8, fibres 2,7, glucides 11,5, protéines 3,8

# Chou à l'aneth

**Temps de préparation : 10 minutes**
**Temps de cuisson : 15 minutes**
**Portions : 4**

Ingrédients:
- 1 livre de chou vert, râpé
- 1 oignon jaune, haché
- 1 tomate, en cubes
- 1 cuillère à soupe d'aneth haché
- Une pincée de poivre noir
- 1 cuillère à soupe d'huile d'olive

Directions:
1. Faites chauffer une poêle avec l'huile à feu moyen, ajoutez l'oignon et faites revenir 5 minutes.
2. Ajouter le chou et le reste des ingrédients, mélanger, cuire à feu moyen pendant 10 minutes, répartir dans les assiettes et servir.

**Nutrition:** calories 74, lipides 3,7, fibres 3,7, glucides 10,2, protéines 2,1

# Salade de chou et carottes

**Temps de préparation : 5 minutes**
**Temps de cuisson : 0 minutes**
**Portions : 4**

**Ingrédients:**
- 2 échalotes, hachées
- 2 carottes, râpées
- 1 grosse tête de chou rouge, râpée
- 1 cuillère à soupe d'huile d'olive
- 1 cuillère à soupe de vinaigre rouge
- Une pincée de poivre noir
- 1 cuillère à soupe de jus de citron vert

**Directions:**
1. Dans un bol, mélanger le chou avec les échalotes et les autres ingrédients, mélanger et servir en salade d'accompagnement.

**Nutrition:** calories 106, lipides 3,8, fibres 6,5, glucides 18, protéines 3,3

# Salsa aux tomates et aux olives

**Temps de préparation : 10 minutes**
**Temps de cuisson : 0 minutes**
**Portions : 6**

**Ingrédients:**
- 1 livre de tomates cerises, coupées en deux
- 2 cuillères à soupe d'huile d'olive
- 1 tasse d'olives kalamata, dénoyautées et coupées en deux
- Une pincée de poivre noir
- 1 oignon rouge, haché
- 1 cuillère à soupe de vinaigre balsamique
- ¼ tasse de coriandre, hachée

**Directions:**
1. Dans un bol, mélanger les tomates avec les olives et les autres ingrédients, mélanger et servir en salade d'accompagnement.

**Nutrition:** calories 131, lipides 10,9, fibres 3,1, glucides 9,2, protéines 1,6

# Salade De Courgettes

**Temps de préparation : 4 minutes**
**Temps de cuisson : 0 minutes**
**Portions : 4**

**Ingrédients:**
- 2 courgettes coupées au spiraliseur
- 1 oignon rouge, tranché
- 1 cuillère à soupe de pesto de basilic
- 1 cuillère à soupe de jus de citron
- 1 cuillère à soupe d'huile d'olive
- ½ tasse de coriandre, hachée
- Poivre noir au goût

**Directions:**
1. Dans un saladier, mélangez les courgettes avec l'oignon et les autres ingrédients, mélangez et servez.

**Nutrition:** calories 58, lipides 3,8, fibres 1,8, glucides 6, protéines 1,6

# Salade de carottes au curry

**Temps de préparation : 4 minutes**
**Temps de cuisson : 0 minutes**
**Portions : 4**

**Ingrédients:**
- 1 livre de carottes, pelées et grossièrement râpées
- 2 cuillères à soupe d'huile d'avocat
- 2 cuillères à soupe de jus de citron
- 3 cuillères à soupe de graines de sésame
- ½ cuillère à café de curry en poudre
- 1 cuillère à café de romarin séché
- ½ cuillère à café de cumin moulu

**Directions:**
1. Dans un bol, mélanger les carottes avec l'huile, le jus de citron et les autres ingrédients, mélanger et servir froid en salade d'accompagnement.

**Nutrition:** calories 99, lipides 4,4, fibres 4,2, glucides 13,7, protéines 2,4

# Salade de laitue et betteraves

**Temps de préparation : 5 minutes**
**Temps de cuisson : 0 minutes**
**Portions : 4**

**Ingrédients:**
- 1 cuillère à soupe de gingembre, râpé
- 2 gousses d'ail, hachées
- 4 tasses de laitue romaine, déchirée
- 1 betterave pelée et râpée
- 2 oignons verts, hachés
- 1 cuillère à soupe de vinaigre balsamique
- 1 cuillère à soupe de graines de sésame

**Directions:**
1. Dans un bol, mélanger la laitue avec le gingembre, l'ail et les autres ingrédients, mélanger et servir en accompagnement.

**Nutrition:** calories 42, lipides 1,4, fibres 1,5, glucides 6,7, protéines 1,4

# Radis aux fines herbes

**Temps de préparation : 5 minutes**
**Temps de cuisson : 0 minutes**
**Portions : 4**

**Ingrédients:**
- 1 livre de radis rouges, grossièrement coupés en cubes
- 1 cuillère à soupe de ciboulette hachée
- 1 cuillère à soupe de persil haché
- 1 cuillère à soupe d'origan haché
- 2 cuillères à soupe d'huile d'olive
- 1 cuillère à soupe de jus de citron vert
- Poivre noir au goût

**Directions:**
1. Dans un saladier, mélangez les radis avec la ciboulette et les autres ingrédients, mélangez et servez.

**Nutrition:** calories 85, lipides 7,3, fibres 2,4, glucides 5,6, protéines 1

# Mélange de fenouil au four

**Temps de préparation : 5 minutes**
**Temps de cuisson : 20 minutes**
**Portions : 4**

**Ingrédients:**
- 2 bulbes de fenouil, tranchés
- 1 cuillère à café de paprika doux
- 1 petit oignon rouge, tranché
- 2 cuillères à soupe d'huile d'olive
- 2 cuillères à soupe de jus de citron vert
- 2 cuillères à soupe d'aneth haché
- Poivre noir au goût

**Directions:**
1. Dans une rôtissoire, mélanger le fenouil avec le paprika et les autres ingrédients, mélanger et cuire au four à 380 degrés F pendant 20 minutes.
2. Répartissez le mélange dans les assiettes et servez.

**Nutrition:** calories 114, lipides 7,4, fibres 4,5, glucides 13,2, protéines 2,1

# Poivrons rôtis

**Temps de préparation : 10 minutes**
**Temps de cuisson : 30 minutes**
**Portions : 4**

**Ingrédients:**
- 1 livre de poivrons mélangés, coupés en quartiers
- 1 oignon rouge, tranché finement
- 2 cuillères à soupe d'huile d'olive
- Poivre noir au goût
- 1 cuillère à soupe d'origan haché
- 2 cuillères à soupe de feuilles de menthe hachées

**Directions:**
1. Dans une rôtissoire, mélanger les poivrons avec l'oignon et les autres ingrédients, mélanger et cuire au four à 380 degrés F pendant 30 minutes.
2. Répartissez le mélange dans les assiettes et servez.

**Nutrition:** calories 240, lipides 8,2, fibres 4,2, glucides 11,3, protéines 5,6

# Dattes et chou sauté

**Temps de préparation : 5 minutes**
**Temps de cuisson : 15 minutes**
**Portions : 4**

**Ingrédients:**
- 1 livre de chou rouge, râpé
- 8 dattes dénoyautées et tranchées
- 2 cuillères à soupe d'huile d'olive
- ¼ tasse de bouillon de légumes faible en sodium
- 2 cuillères à soupe de ciboulette hachée
- 2 cuillères à soupe de jus de citron
- Poivre noir au goût

**Directions:**
1. Faites chauffer une poêle avec l'huile à feu moyen, ajoutez le chou et les dattes, mélangez et laissez cuire 4 minutes.
2. Ajouter le bouillon et les autres ingrédients, mélanger, cuire à feu moyen encore 11 minutes, répartir dans les assiettes et servir.

**Nutrition:** calories 280, lipides 8,1, fibres 4,1, glucides 8,7, protéines 6,3

# Mélange de haricots noirs

**Temps de préparation : 4 minutes**
**Temps de cuisson : 0 minutes**
**Portions : 4**

**Ingrédients:**
- 3 tasses de haricots noirs en conserve, sans sel ajouté, égouttés et rincés
- 1 tasse de tomates cerises, coupées en deux
- 2 échalotes, hachées
- 3 cuillères à soupe d'huile d'olive
- 1 cuillère à soupe de vinaigre balsamique
- Poivre noir au goût
- 1 cuillère à soupe de ciboulette hachée

**Directions:**
1. Dans un bol, mélanger les haricots avec les tomates et les autres ingrédients, mélanger et servir froid en accompagnement.

**Nutrition:** calories 310, lipides 11,0, fibres 5,3, glucides 19,6, protéines 6,8

# Mélange d'olives et d'endives

**Temps de préparation : 4 minutes**
**Temps de cuisson : 0 minutes**
**Portions : 4**

**Ingrédients:**
- 2 oignons nouveaux, hachés
- 2 endives, râpées
- 1 tasse d'olives noires, dénoyautées et tranchées
- ½ tasse d'olives Kalamata, dénoyautées et tranchées
- ¼ tasse de vinaigre de cidre de pomme
- 2 cuillères à soupe d'huile d'olive
- 1 cuillère à soupe de coriandre hachée

**Directions:**
1. Dans un bol, mélangez les endives avec les olives et les autres ingrédients, mélangez et servez.

**Nutrition:** calories 230, lipides 9,1, fibres 6,3, glucides 14,6, protéines 7,2

# Salade de tomates et concombres

**Temps de préparation : 5 minutes**
**Temps de cuisson : 0 minutes**
**Portions : 4**

**Ingrédients:**
- ½ livre de tomates, coupées en cubes
- 2 concombres, tranchés
- 1 cuillère à soupe d'huile d'olive
- 2 oignons nouveaux, hachés
- Poivre noir au goût
- Jus d'1 citron vert
- ½ tasse de basilic, haché

**Directions:**
1. Dans un saladier, mélanger les tomates avec le concombre et les autres ingrédients, mélanger et servir froid.

**Nutrition:** calories 224, lipides 11,2, fibres 5,1, glucides 8,9, protéines 6,2

# Salade de poivrons et carottes

Temps de préparation : 5 minutes
Temps de cuisson : 0 minutes
Portions : 4

**Ingrédients:**
- 1 tasse de tomates cerises, coupées en deux
- 1 poivron jaune, haché
- 1 poivron rouge, haché
- 1 poivron vert, haché
- ½ livre de carottes, râpées
- 3 cuillères à soupe de vinaigre de vin rouge
- 2 cuillères à soupe d'huile d'olive
- 1 cuillère à soupe de coriandre hachée
- Poivre noir au goût

**Directions:**
1. Dans un saladier, mélanger les tomates avec les poivrons, les carottes et les autres ingrédients, mélanger et servir en accompagnement de salade.

**Nutrition:** calories 123, lipides 4, fibres 8,4, glucides 14,4, protéines 1,1

# Mélange de haricots noirs et de riz

**Temps de préparation : 10 minutes**
**Temps de cuisson : 30 minutes**
**Portions : 4**

**Ingrédients:**
- 2 cuillères à soupe d'huile d'olive
- 1 oignon jaune, haché
- 1 tasse de haricots noirs en conserve, sans sel ajouté, égouttés et rincés
- 2 tasses de riz noir
- 4 tasses de bouillon de poulet faible en sodium
- 2 cuillères à soupe de thym haché
- Zeste d'un demi citron, râpé
- Une pincée de poivre noir

**Directions:**
1. Faites chauffer une poêle avec l'huile à feu moyen-vif, ajoutez l'oignon, remuez et faites revenir pendant 4 minutes.
2. Ajoutez les haricots, le riz et les autres ingrédients, mélangez, portez à ébullition et laissez cuire à feu moyen pendant 25 minutes.
3. Remuez le mélange, répartissez dans les assiettes et servez.

**Nutrition:** calories 290, lipides 15,3, fibres 6,2, glucides 14,6, protéines 8

# Mélange de riz et de chou-fleur

**Temps de préparation : 10 minutes**
**Temps de cuisson : 25 minutes**
**Portions : 4**

**Ingrédients:**
- 1 tasse de fleurons de chou-fleur
- 1 tasse de riz blanc
- 2 tasses de bouillon de poulet faible en sodium
- 1 cuillère à soupe d'huile d'avocat
- 2 échalotes, hachées
- ¼ tasse de canneberges
- ½ tasse d'amandes tranchées

**Directions:**
1. Faites chauffer une poêle avec l'huile à feu moyen, ajoutez les échalotes, remuez et faites revenir 5 minutes.
2. Ajoutez le chou-fleur, le riz et les autres ingrédients, mélangez, portez à ébullition et laissez cuire à feu moyen pendant 20 minutes.
3. Répartissez le mélange dans les assiettes et servez.

**Nutrition:** calories 290, lipides 15,1, fibres 5,6, glucides 7, protéines 4,5

# Mélange de haricots balsamiques

Temps de préparation : 10 minutes
Temps de cuisson : 0 minutes
Portions : 4

**Ingrédients:**
- 2 tasses de haricots noirs en conserve, sans sel ajouté, égouttés et rincés
- 2 tasses de haricots blancs en conserve, sans sel ajouté, égouttés et rincés
- 2 cuillères à soupe de vinaigre balsamique
- 2 cuillères à soupe d'huile d'olive
- 1 cuillère à café d'origan séché
- 1 cuillère à café de basilic séché
- 1 cuillère à soupe de ciboulette hachée

**Directions:**
1. Dans un saladier, mélanger les haricots avec le vinaigre et les autres ingrédients, mélanger et servir en salade d'accompagnement.

**Nutrition:** calories 322, lipides 15,1, fibres 10, glucides 22,0, protéines 7

# Betteraves crémeuses

**Temps de préparation :** 5 minutes
**Temps de cuisson :** 20 minutes
**Portions :** 4

Ingrédients:
- 1 livre de betteraves, pelées et coupées en cubes
- 1 oignon rouge, haché
- 1 cuillère à soupe d'huile d'olive
- ½ tasse de crème de coco
- 4 cuillères à soupe de yaourt sans gras
- 1 cuillère à soupe de ciboulette hachée

Directions:
1. Faites chauffer une poêle avec l'huile à feu moyen, ajoutez l'oignon, remuez et faites revenir 4 minutes.
2. Ajouter les betteraves, la crème et les autres ingrédients, mélanger, cuire à feu moyen encore 15 minutes, répartir dans les assiettes et servir.

**Nutrition:** calories 250, lipides 13,4, fibres 3, glucides 13,3, protéines 6,4

# Mélange d'avocat et de poivrons

**Temps de préparation :** 10 minutes
**Temps de cuisson :** 14 minutes
**Portions :** 4

**Ingrédients:**
- 1 cuillère à soupe d'huile d'avocat
- 1 cuillère à café de paprika doux
- 1 livre de poivrons mélangés, coupés en lanières
- 1 avocat pelé, dénoyauté et coupé en deux
- 1 cuillère à café de poudre d'ail
- 1 cuillère à café de romarin séché
- ½ tasse de bouillon de légumes faible en sodium
- Poivre noir au goût

**Directions:**
1. Faites chauffer une poêle avec l'huile à feu moyen-vif, ajoutez tous les poivrons, remuez et faites revenir pendant 5 minutes.
2. Ajouter le reste des ingrédients, mélanger, cuire encore 9 minutes à feu moyen, répartir dans les assiettes et servir.

**Nutrition:** calories 245, lipides 13,8, fibres 5, glucides 22,5, protéines 5,4

# Patates douces et betteraves rôties

**Temps de préparation : 10 minutes**
**Temps de cuisson : 1 heure**
**Portions : 4**

**Ingrédients:**
- 3 cuillères à soupe d'huile d'olive
- 2 patates douces, pelées et coupées en quartiers
- 2 betteraves pelées et coupées en quartiers
- 1 cuillère à soupe d'origan haché
- 1 cuillère à soupe de jus de citron vert
- Poivre noir au goût

**Directions:**
1. Disposer les patates douces et les betteraves sur une plaque à pâtisserie tapissée, ajouter le reste des ingrédients, mélanger, introduire au four et cuire au four à 375 degrés F pendant 1 heure/
2. Répartir dans les assiettes et servir en accompagnement.

**Nutrition:** calories 240, lipides 11,2, fibres 4, glucides 8,6, protéines 12,1

# Sauté de chou frisé

**Temps de préparation : 10 minutes**
**Temps de cuisson : 15 minutes**
**Portions : 4**

**Ingrédients:**
- 2 cuillères à soupe d'huile d'olive
- 3 cuillères à soupe d'aminos de noix de coco
- 1 livre de chou frisé, déchiré
- 1 oignon rouge, haché
- 2 gousses d'ail, hachées
- 1 cuillère à soupe de jus de citron vert
- 1 cuillère à soupe de coriandre hachée

**Directions:**
1. Faites chauffer une poêle avec l'huile d'olive à feu moyen, ajoutez l'oignon et l'ail et faites revenir 5 minutes.
2. Ajouter le chou frisé et les autres ingrédients, mélanger, cuire à feu moyen pendant 10 minutes, répartir dans les assiettes et servir.

**Nutrition:** calories 200, lipides 7,1, fibres 2, glucides 6,4, protéines 6

# Carottes épicées

**Temps de préparation : 10 minutes**
**Temps de cuisson : 20 minutes**
**Portions : 4**

**Ingrédients:**
- 1 cuillère à soupe de jus de citron
- 1 cuillère à soupe d'huile d'olive
- ½ cuillère à café de piment de la Jamaïque, moulu
- ½ cuillère à café de cumin moulu
- ½ cuillère à café de muscade moulue
- 1 livre de mini-carottes, parées
- 1 cuillère à soupe de romarin haché
- Poivre noir au goût

**Directions:**
1. Dans une rôtissoire, mélanger les carottes avec le jus de citron, l'huile et les autres ingrédients, mélanger, mettre au four et cuire au four à 400 degrés F pendant 20 minutes.
2. Répartir dans les assiettes et servir.

**Nutrition:** calories 260, lipides 11,2, fibres 4,5, glucides 8,3, protéines 4,3

# Artichauts citronnés

**Temps de préparation : 10 minutes**
**Temps de cuisson : 20 minutes**
**Portions : 4**

**Ingrédients:**
- 2 cuillères à soupe de jus de citron
- 4 artichauts, parés et coupés en deux
- 1 cuillère à soupe d'aneth haché
- 2 cuillères à soupe d'huile d'olive
- Une pincée de poivre noir

**Directions:**
1. Dans une rôtissoire, mélanger les artichauts avec le jus de citron et les autres ingrédients, mélanger délicatement et cuire au four à 400 degrés F pendant 20 minutes. Répartir dans les assiettes et servir.

**Nutrition:** calories 140, lipides 7,3, fibres 8,9, glucides 17,7, protéines 5,5

# Brocoli, haricots et riz

**Temps de préparation : 10 minutes**
**Temps de cuisson : 30 minutes**
**Portions : 4**

**Ingrédients:**
- 1 tasse de fleurons de brocoli, hachés
- 1 tasse de haricots noirs en conserve, sans sel ajouté, égouttés
- 1 tasse de riz blanc
- 2 tasses de bouillon de poulet faible en sodium
- 2 cuillères à café de paprika doux
- Poivre noir au goût

**Directions:**
1. Mettez le bouillon dans une casserole, faites chauffer à feu moyen, ajoutez le riz et les autres ingrédients, mélangez, portez à ébullition et laissez cuire 30 minutes en remuant de temps en temps.
2. Répartissez le mélange dans les assiettes et servez en accompagnement.

**Nutrition:** calories 347, lipides 1,2, fibres 9, glucides 69,3, protéines 15,1

# Mélange de courge au four

Temps de préparation : 10 minutes
Temps de cuisson : 45 minutes
Portions : 4

**Ingrédients:**
- 2 cuillères à soupe d'huile d'olive
- 2 livres de courge musquée, pelée et coupée en quartiers
- 1 cuillère à soupe de jus de citron
- 1 cuillère à café de poudre de chili
- 1 cuillère à café de poudre d'ail
- 2 cuillères à café de coriandre hachée
- Une pincée de poivre noir

**Directions**
1. Dans une rôtissoire, mélanger la courge avec l'huile et les autres ingrédients, mélanger délicatement, cuire au four à 400 degrés F pendant 45 minutes, répartir dans les assiettes et servir en accompagnement.

**Nutrition:** calories 167, lipides 7,4, fibres 4,9, glucides 27,5, protéines 2,5

# Asperges crémeuses

**Temps de préparation : 5 minutes**
**Temps de cuisson : 20 minutes**
**Portions : 4**

**Ingrédients:**
- ½ cuillère à café de muscade moulue
- 1 livre d'asperges, parées et coupées en deux
- 1 tasse de crème de coco
- 1 oignon jaune, haché
- 2 cuillères à soupe d'huile d'olive
- 1 cuillère à soupe de jus de citron vert
- 1 cuillère à soupe de coriandre hachée

**Directions:**
1. Faites chauffer une poêle avec l'huile à feu moyen, ajoutez l'oignon et la muscade, remuez et faites revenir 5 minutes.
2. Ajoutez les asperges et les autres ingrédients, mélangez, portez à ébullition et laissez cuire à feu moyen pendant 15 minutes.
3. Répartir dans les assiettes et servir.

**Nutrition:** calories 236, lipides 21,6, fibres 4,4, glucides 11,4, protéines 4,2

# Mélange de navets au basilic

**Temps de préparation : 10 minutes**
**Temps de cuisson : 15 minutes**
**Portions : 4**

**Ingrédients:**
- 1 cuillère à soupe d'huile d'avocat
- 4 navets, tranchés
- ¼ tasse de basilic, haché
- Poivre noir au goût
- ¼ tasse de bouillon de légumes faible en sodium
- ½ tasse de noix, hachées
- 2 gousses d'ail, hachées

**Directions:**
1. Faites chauffer une poêle avec l'huile à feu moyen-vif, ajoutez l'ail et les navets et faites revenir 5 minutes.
2. Ajouter le reste des ingrédients, mélanger, cuire encore 10 minutes, répartir dans les assiettes et servir.

**Nutrition:** calories 140, lipides 9,7, fibres 3,3, glucides 10,5, protéines 5

# Mélange de riz et câpres

**Temps de préparation : 10 minutes**
**Temps de cuisson : 20 minutes**
**Portions : 4**

**Ingrédients:**
- 1 tasse de riz blanc
- 1 cuillère à soupe de câpres hachées
- 2 tasses de bouillon de poulet faible en sodium
- 1 oignon rouge, haché
- 1 cuillère à soupe d'huile d'avocat
- 1 cuillère à soupe de coriandre hachée
- 1 cuillère à café de paprika doux

**Directions:**
1. Faites chauffer une poêle avec l'huile à feu moyen-vif, ajoutez l'oignon, remuez et faites revenir pendant 5 minutes.
2. Ajoutez le riz, les câpres et les autres ingrédients, mélangez, portez à ébullition et laissez cuire 15 minutes.
3. Répartissez le mélange dans les assiettes et servez en accompagnement.

**Nutrition:** calories 189, lipides 0,9, fibres 1,6, glucides 40,2, protéines 4,3

# Mélange d'épinards et de chou frisé

**Temps de préparation : 5 minutes**
**Temps de cuisson : 15 minutes**
**Portions : 4**

**Ingrédients:**
- 2 tasses de bébés épinards
- 5 tasses de chou frisé, déchiré
- 2 échalotes, hachées
- 2 gousses d'ail, hachées
- 1 tasse de tomates en conserve, sans sel ajouté, hachées
- 1 cuillère à soupe d'huile d'olive

**Directions:**
1. Faites chauffer une poêle avec l'huile à feu moyen-vif, ajoutez les échalotes, remuez et faites revenir 5 minutes.
2. Ajouter les épinards, le chou frisé et les autres ingrédients, mélanger, cuire encore 10 minutes, répartir dans les assiettes et servir en accompagnement.

**Nutrition:** calories 89, lipides 3,7, fibres 2,2, glucides 12,4, protéines 3,6

# Sauté de feuilles de moutarde

**Temps de préparation : 10 minutes**
**Temps de cuisson : 12 minutes**
**Portions : 4**

**Ingrédients:**
- 6 tasses de feuilles de moutarde
- 2 cuillères à soupe d'huile d'olive
- 2 oignons nouveaux, hachés
- ½ tasse de crème de coco
- 2 cuillères à soupe de paprika doux
- Poivre noir au goût

**Directions:**
1. Faites chauffer une poêle avec l'huile à feu moyen-vif, ajoutez les oignons, le paprika et le poivre noir, remuez et faites revenir pendant 3 minutes.
2. Ajouter les feuilles de moutarde et les autres ingrédients, mélanger, cuire encore 9 minutes, répartir dans les assiettes et servir en accompagnement.

**Nutrition:** calories 163, lipides 14,8, fibres 4,9, glucides 8,3, protéines 3,6

# Mélange de bok choy

**Temps de préparation : 10 minutes**
**Temps de cuisson : 12 minutes**
**Portions : 4**

**Ingrédients:**
- 1 cuillère à soupe d'huile d'avocat
- 1 cuillère à soupe de vinaigre balsamique
- 1 oignon jaune, haché
- 1 livre de bok choy, déchiré
- 1 cuillère à café de cumin moulu
- 1 cuillère à soupe d'aminos de noix de coco
- ¼ tasse de bouillon de légumes faible en sodium
- Poivre noir au goût

**Directions:**
1. Faites chauffer une poêle avec l'huile à feu moyen-vif, ajoutez l'oignon, le cumin et le poivre noir, remuez et laissez cuire 3 minutes.
2. Ajouter le bok choy et les autres ingrédients, mélanger, cuire encore 8 à 9 minutes, répartir dans les assiettes et servir en accompagnement.

**Nutrition:** calories 38, lipides 0,8, fibres 2, glucides 6,5, protéines 2,2

# Mélange de haricots verts et d'aubergines

Temps de préparation : 4 minutes
Temps de cuisson : 40 minutes
Portions : 4

## Ingrédients:

- 1 livre de haricots verts, parés et coupés en deux
- 1 petite aubergine, coupée en gros morceaux
- 1 oignon jaune, haché
- 2 cuillères à soupe d'huile d'olive
- 2 cuillères à soupe de jus de citron vert
- 1 cuillère à café de paprika fumé
- ¼ tasse de bouillon de légumes faible en sodium
- Poivre noir au goût
- ½ cuillère à café d'origan séché

## Directions:

1. Dans une rôtissoire, mélanger les haricots verts avec l'aubergine et les autres ingrédients, mélanger, introduire au four, cuire au four à 390 degrés F pendant 40 minutes, répartir dans les assiettes et servir en accompagnement.

**Nutrition:** calories 141, lipides 7,5, fibres 8,9, glucides 19, protéines 3,7

# Mélange d'olives et d'artichauts

**Temps de préparation : 5 minutes**
**Temps de roucoulement : 0 minute**
**Portions : 4**

**Ingrédients:**

- 10 onces de cœurs d'artichauts en conserve, sans sel ajouté, égouttés et coupés en deux
- 1 tasse d'olives noires, dénoyautées et tranchées
- 1 cuillère à soupe de câpres, égouttées
- 1 tasse d'olives vertes, dénoyautées et tranchées
- 1 cuillère à soupe de persil haché
- Poivre noir au goût
- 2 cuillères à soupe d'huile d'olive
- 2 cuillères à soupe de vinaigre de vin rouge
- 1 cuillère à soupe de ciboulette hachée

**Directions:**

1. Dans un saladier, mélanger les artichauts avec les olives et les autres ingrédients, mélanger et servir en accompagnement.

**Nutrition:** calories 138, lipides 11, fibres 5,1, glucides 10, protéines 2,7

# Trempette aux poivrons et au curcuma

**Temps de préparation : 4 minutes**
**Temps de cuisson : 0 minutes**
**Portions : 4**

**Ingrédients:**
- 1 cuillère à café de poudre de curcuma
- 1 tasse de crème de coco
- 14 onces de poivrons rouges, sans sel ajouté, hachés
- Jus de ½ citron
- 1 cuillère à soupe de ciboulette hachée

**Directions:**
1. Dans votre mixeur, mélangez les poivrons avec le curcuma et les autres ingrédients sauf la ciboulette, mélangez bien, répartissez dans des bols et servez en collation avec la ciboulette saupoudrée dessus.

**Nutrition:** calories 183, lipides 14,9, fibres 3. glucides 12,7, protéines 3,4

# Tartinade de lentilles

**Temps de préparation : 5 minutes**
**Temps de cuisson : 0 minutes**
**Portions : 4**

**Ingrédients:**
- 14 onces de lentilles en conserve, égouttées, sans sel ajouté, rincées
- Jus de 1 citron
- 2 gousses d'ail, hachées
- 2 cuillères à soupe d'huile d'olive
- ½ tasse de coriandre, hachée

**Directions:**
1. Dans un mixeur, mélanger les lentilles avec l'huile et les autres ingrédients, bien mélanger, répartir dans des bols et servir comme tartinade de fête.

**Nutrition:** calories 416, lipides 8,2, fibres 30,4, glucides 60,4, protéines 25,8

# Noix Grillées

**Temps de préparation : 5 minutes**
**Temps de cuisson : 15 minutes**
**Portions : 8**

**Ingrédients:**
- ½ cuillère à café de paprika fumé
- ½ cuillère à café de poudre de chili
- ½ cuillère à café de poudre d'ail
- 1 cuillère à soupe d'huile d'avocat
- Une pincée de poivre de Cayenne
- 14 onces de noix

**Directions:**
1. Étalez les noix sur une plaque à pâtisserie tapissée, ajoutez le paprika et les autres ingrédients, mélangez et faites cuire au four à 410 degrés F pendant 15 minutes.
2. Répartir dans des bols et servir comme collation.

**Nutrition:** calories 311, lipides 29,6, fibres 3,6, glucides 5,3, protéines 12

# Carrés aux canneberges

**Temps de préparation:** 3 heures et 5 minutes

**Temps de cuisson : 0 minutes**
**Portions : 4**

**Ingrédients:**
- 2 onces de crème de coco
- 2 cuillères à soupe de flocons d'avoine
- 2 cuillères à soupe de noix de coco râpée
- 1 tasse de canneberges

**Directions:**
1. Dans un mélangeur, mélanger les flocons d'avoine avec les canneberges et les autres ingrédients, bien mélanger et étaler dans un moule carré.

Coupez-les en carrés et conservez-les au réfrigérateur pendant 3 heures avant de servir.

**Nutrition:** calories 66, lipides 4,4, fibres 1,8, glucides 5,4, protéines 0,8

# Barres de chou-fleur

**Temps de préparation : 10 minutes**
**Temps de cuisson : 30 minutes**
**Portions : 8**

**Ingrédients:**
- 2 tasses de farine de blé entier
- 2 cuillères à café de levure
- Une pincée de poivre noir
- 2 oeufs, battus
- 1 tasse de lait d'amande
- 1 tasse de fleurons de chou-fleur, hachés
- ½ tasse de cheddar faible en gras, râpé

**Directions:**
1. Dans un bol, mélanger la farine avec le chou-fleur et les autres ingrédients et bien mélanger.
2. Étaler dans une plaque à pâtisserie, mettre au four, cuire au four à 400 degrés F pendant 30 minutes, couper en barres et servir comme collation.

**Nutrition:** calories 430, lipides 18,1, fibres 3,7, glucides 54, protéines 14,5

# Bols d'amandes et de graines

**Temps de préparation : 5 minutes**
**Temps de cuisson : 10 minutes**
**Portions : 4**

**Ingrédients:**
- 2 tasses d'amandes
- ¼ tasse de noix de coco, râpée
- 1 mangue, pelée et coupée en cubes
- 1 tasse de graines de tournesol
- Aérosol de cuisson

**Directions:**
1. Étalez les amandes, la noix de coco, la mangue et les graines de tournesol sur une plaque à pâtisserie, graissez avec un enduit à cuisson, mélangez et faites cuire au four à 400 degrés F pendant 10 minutes.
2. Répartir dans des bols et servir comme collation.

**Nutrition:** calories 411, lipides 31,8, fibres 8,7, glucides 25,8, protéines 13,3

# Chips de pommes de terre

**Temps de préparation : 10 minutes**
**Temps de cuisson : 20 minutes**
**Portions : 4**

**Ingrédients:**
- 4 pommes de terre dorées, pelées et tranchées finement
- 2 cuillères à soupe d'huile d'olive
- 1 cuillère à soupe de poudre de chili
- 1 cuillère à café de paprika doux
- 1 cuillère à soupe de ciboulette hachée

**Directions:**
1. Étalez les chips sur une plaque à pâtisserie tapissée, ajoutez l'huile et les autres ingrédients, mélangez, mettez au four et faites cuire au four à 390 degrés F pendant 20 minutes.
2. Répartir dans des bols et servir.

**Nutrition:** calories 118, lipides 7,4, fibres 2,9, glucides 13,4, protéines 1,3

# Trempette au chou frisé

**Temps de préparation : 10 minutes**
**Temps de cuisson : 20 minutes**
**Portions : 4**

**Ingrédients:**
- 1 botte de feuilles de chou frisé
- 1 tasse de crème de coco
- 1 échalote, hachée
- 1 cuillère à soupe d'huile d'olive
- 1 cuillère à café de poudre de chili
- Une pincée de poivre noir

**Directions:**
1. Faites chauffer une poêle avec l'huile à feu moyen, ajoutez les échalotes, remuez et faites revenir 4 minutes.
2. Ajouter le chou frisé et les autres ingrédients, porter à ébullition et cuire à feu moyen pendant 16 minutes.
3. Mixez à l'aide d'un mixeur plongeant, répartissez dans des bols et servez comme collation.

**Nutrition:** calories 188, lipides 17,9, fibres 2,1, glucides 7,6, protéines 2,5

# Chips de betteraves

**Temps de préparation : 10 minutes**
**Temps de cuisson : 35 minutes**
**Portions : 4**

**Ingrédients:**
- 2 betteraves pelées et tranchées finement
- 1 cuillère à soupe d'huile d'avocat
- 1 cuillère à café de cumin moulu
- 1 cuillère à café de graines de fenouil, écrasées
- 2 cuillères à café d'ail, émincé

**Directions:**
1. Étalez les chips de betterave sur une plaque à pâtisserie tapissée, ajoutez l'huile et les autres ingrédients, mélangez, mettez au four et faites cuire au four à 400 degrés F pendant 35 minutes.
2. Répartissez dans des bols et servez comme collation.

**Nutrition:** calories 32, lipides 0,7, fibres 1,4, glucides 6,1, protéines 1,1

# Trempette aux courgettes

**Temps de préparation : 5 minutes**
**Temps de cuisson : 10 minutes**
**Portions : 4**

**Ingrédients:**
- ½ tasse de yaourt sans gras
- 2 courgettes, hachées
- 1 cuillère à soupe d'huile d'olive
- 2 oignons nouveaux, hachés
- ¼ tasse de bouillon de légumes faible en sodium
- 2 gousses d'ail, hachées
- 1 cuillère à soupe d'aneth haché
- Une pincée de muscade moulue

**Directions:**
1. Faites chauffer une poêle avec l'huile à feu moyen, ajoutez les oignons et l'ail, remuez et faites revenir pendant 3 minutes.
2. Ajoutez les courgettes et les autres ingrédients sauf le yaourt, mélangez, laissez cuire encore 7 minutes et retirez du feu.
3. Ajouter le yaourt, mixer à l'aide d'un mixeur plongeant, répartir dans des bols et servir.

**Nutrition:** calories 76, lipides 4,1, fibres 1,5, glucides 7,2, protéines 3,4

# Mélange de graines et de pommes

Temps de préparation : 10 minutes
Temps de cuisson : 20 minutes
Portions : 4

Ingrédients:
- 2 cuillères à soupe d'huile d'olive
- 1 cuillère à café de paprika fumé
- 1 tasse de graines de tournesol
- 1 tasse de graines de chia
- 2 pommes épépinées et coupées en quartiers
- ½ cuillère à café de cumin moulu
- Une pincée de poivre de Cayenne

Directions:
1. Dans un bol, mélanger les graines avec les pommes et les autres ingrédients, mélanger, étaler sur une plaque à pâtisserie tapissée, mettre au four et cuire au four à 350 degrés F pendant 20 minutes.
2. Répartir dans des bols et servir comme collation.

**Nutrition:**calories 222, lipides 15,4, fibres 6,4, glucides 21,1, protéines 4

# Tartinade de citrouille

**Temps de préparation : 5 minutes**
**Temps de cuisson : 0 minutes**
**Portions : 4**

**Ingrédients:**
- 2 tasses de chair de citrouille
- ½ tasse de graines de citrouille
- 1 cuillère à soupe de jus de citron
- 1 cuillère à soupe de pâte de graines de sésame
- 1 cuillère à soupe d'huile d'olive

**Directions:**
1. Dans un mixeur, mélangez le potiron avec les graines et les autres ingrédients, mélangez bien, répartissez dans des bols et servez une tartinade de fête.

**Nutrition:** calories 162, lipides 12,7, fibres 2,3, glucides 9,7, protéines 5,5

# Tartinade aux épinards

**Temps de préparation : 10 minutes**
**Temps de cuisson : 20 minutes**
**Portions : 4**

**Ingrédients:**
- 1 livre d'épinards, hachés
- 1 tasse de crème de coco
- 1 tasse de mozzarella faible en gras, râpée
- Une pincée de poivre noir
- 1 cuillère à soupe d'aneth haché

**Directions:**
1. Dans un plat allant au four, mélanger les épinards avec la crème et les autres ingrédients, bien mélanger, introduire au four et cuire à 400 degrés F pendant 20 minutes.
2. Répartir dans des bols et servir.

**Nutrition:** calories 186, lipides 14,8, fibres 4,4, glucides 8,4, protéines 8,8

# Salsa aux olives et à la coriandre

**Temps de préparation : 5 minutes**
**Temps de cuisson : 0 minutes**
**Portions : 4**

**Ingrédients:**
- 1 oignon rouge, haché
- 1 tasse d'olives noires, dénoyautées et coupées en deux
- 1 concombre, en cubes
- ¼ tasse de coriandre, hachée
- Une pincée de poivre noir
- 2 cuillères à soupe de jus de citron vert

**Directions:**
1. Dans un bol, mélanger les olives avec le concombre et le reste des ingrédients, mélanger et servir froid en collation.

**Nutrition:** calories 64, lipides 3,7, fibres 2,1, glucides 8,4, protéines 1,1

# Trempette à la ciboulette et aux betteraves

Temps de préparation : 5 minutes
Temps de cuisson : 25 minutes
Portions : 4

Ingrédients:
- 2 cuillères à soupe d'huile d'olive
- 1 oignon rouge, haché
- 2 cuillères à soupe de ciboulette hachée
- Une pincée de poivre noir
- 1 betterave pelée et hachée
- 8 onces de fromage à la crème faible en gras
- 1 tasse de crème de coco

Directions:
1. Faites chauffer une poêle avec l'huile à feu moyen, ajoutez l'oignon et faites revenir 5 minutes.
2. Ajoutez le reste des ingrédients et faites cuire le tout encore 20 minutes en remuant souvent.
3. Transférez le mélange dans un mixeur, mélangez bien, répartissez dans des bols et servez.

**Nutrition:** calories 418, lipides 41,2, fibres 2,5, glucides 10, protéines 6,4

# Salsa de concombre

**Temps de préparation : 5 minutes**
**Temps de cuisson : 0 minutes**
**Portions : 4**

**Ingrédients:**
- 1 livre de concombres en cubes
- 1 avocat pelé, dénoyauté et coupé en cubes
- 1 cuillère à soupe de câpres, égouttées
- 1 cuillère à soupe de ciboulette hachée
- 1 petit oignon rouge, coupé en cubes
- 1 cuillère à soupe d'huile d'olive
- 1 cuillère à soupe de vinaigre balsamique

**Directions:**
1. Dans un bol, mélanger les concombres avec l'avocat et les autres ingrédients, mélanger, répartir dans de petites tasses et servir.

**Nutrition:** calories 132, lipides 4,4, fibres 4, glucides 11,6, protéines 4,5

# Trempette aux pois chiches

**Temps de préparation : 5 minutes**
**Temps de cuisson : 0 minutes**
**Portions : 4**

**Ingrédients:**
- 1 cuillère à soupe d'huile d'olive
- 1 cuillère à soupe de jus de citron
- 1 cuillère à soupe de pâte de graines de sésame
- 2 cuillères à soupe de ciboulette hachée
- 2 oignons nouveaux, hachés
- 2 tasses de pois chiches en conserve, sans sel ajouté, égouttés et rincés

**Directions:**
1. Dans votre mixeur, mélangez les pois chiches avec l'huile et les autres ingrédients sauf la ciboulette, mélangez bien, répartissez dans des bols, saupoudrez de ciboulette et servez.

**Nutrition:** calories 280, lipides 13,3, fibres 5,5, glucides 14,8, protéines 6,2

# Trempette aux olives

**Temps de préparation : 4 minutes**
**Temps de cuisson : 0 minutes**
**Portions : 4**

**Ingrédients:**
- 2 tasses d'olives noires, dénoyautées et hachées
- 1 tasse de menthe hachée
- 2 cuillères à soupe d'huile d'avocat
- ½ tasse de crème de coco
- ¼ tasse de jus de citron vert
- Une pincée de poivre noir

**Directions:**
1. Dans votre mixeur, mélangez les olives avec la menthe et les autres ingrédients, mélangez bien, répartissez dans des bols et servez.

**Nutrition:** calories 287, lipides 13,3, fibres 4,7, glucides 17,4, protéines 2,4

# Trempette aux oignons et à la noix de coco

**Temps de préparation : 5 minutes**
**Temps de cuisson : 0 minutes**
**Portions : 4**

**Ingrédients:**
- 4 oignons nouveaux, hachés
- 1 échalote, émincée
- 1 cuillère à soupe de jus de citron vert
- Une pincée de poivre noir
- 2 onces de fromage mozzarella faible en gras, râpé
- 1 tasse de crème de coco
- 1 cuillère à soupe de persil haché

**Directions:**
1. Dans un mixeur, mélanger les oignons nouveaux avec l'échalote et les autres ingrédients, bien mélanger, répartir dans des bols et servir comme trempette de fête.

**Nutrition:** calories 271, lipides 15,3, fibres 5, glucides 15,9, protéines 6,9

# Trempette aux pignons de pin et à la noix de coco

**Temps de préparation : 5 minutes**
**Temps de cuisson : 0 minutes**
**Portions : 4**

**Ingrédients:**
- 8 onces de crème de coco
- 1 cuillère à soupe de pignons de pin hachés
- 2 cuillères à soupe de persil haché
- Une pincée de poivre noir

**Directions:**
1. Dans un bol, mélanger la crème avec les pignons de pin et le reste des ingrédients, bien fouetter, répartir dans des bols et servir.

**Nutrition:** calories 281, lipides 13, fibres 4,8, glucides 16, protéines 3,56

# Salsa de roquette et de concombres

**Temps de préparation : 5 minutes**
**Temps de cuisson : 0 minutes**
**Portions : 4**

**Ingrédients:**
- 4 oignons verts, hachés
- 2 tomates, coupées en cubes
- 4 concombres, coupés en cubes
- 1 cuillère à soupe de vinaigre balsamique
- 1 tasse de jeunes feuilles de roquette
- 2 cuillères à soupe de jus de citron
- 2 cuillères à soupe d'huile d'olive
- Une pincée de poivre noir

**Directions:**
1. Dans un bol, mélanger les oignons verts avec les tomates et les autres ingrédients, mélanger, répartir dans des petits bols et servir comme collation.

**Nutrition:** calories 139, lipides 3,8, fibres 4,5, glucides 14, protéines 5,4

# Trempette au fromage

**Temps de préparation : 5 minutes**
**Temps de cuisson : 0 minutes**
**Portions : 6**

**Ingrédients:**
- 1 cuillère à soupe de menthe hachée
- 1 cuillère à soupe d'origan haché
- 10 onces de fromage à la crème sans gras
- ½ tasse de gingembre, tranché
- 2 cuillères à soupe d'aminos de noix de coco

**Directions:**
1. Dans votre mixeur, mélangez le fromage frais avec le gingembre et les autres ingrédients, mélangez bien, répartissez dans de petites tasses et servez.

**Nutrition:** calories 388, lipides 15,4, fibres 6, glucides 14,3, protéines 6

# Trempette au yaourt et au paprika

**Temps de préparation : 5 minutes**
**Temps de cuisson : 0 minutes**
**Portions : 4**

**Ingrédients:**
- 3 tasses de yaourt sans gras
- 2 oignons nouveaux, hachés
- 1 cuillère à café de paprika doux
- ¼ tasse d'amandes hachées
- ¼ tasse d'aneth, haché

**Directions:**
1. Dans un bol, mélanger le yaourt avec les oignons et les autres ingrédients, fouetter, répartir dans des bols et servir.

**Nutrition:** calories 181, lipides 12,2, fibres 6, glucides 14,1, protéines 7

# Salsa de chou-fleur

**Temps de préparation : 5 minutes**
**Temps de cuisson : 0 minutes**
**Portions : 4**

**Ingrédients:**
- 1 livre de fleurons de chou-fleur, blanchis
- 1 tasse d'olives kalamata, dénoyautées et coupées en deux
- 1 tasse de tomates cerises, coupées en deux
- 1 cuillère à soupe d'huile d'olive
- 1 cuillère à soupe de jus de citron vert
- Une pincée de poivre noir

**Directions:**
1. Dans un bol, mélanger le chou-fleur avec les olives et les autres ingrédients, mélanger et servir.

**Nutrition:** calories 139, lipides 4, fibres 3,6, glucides 5,5, protéines 3,4

# Tartinade De Crevettes

**Temps de préparation : 5 minutes**
**Temps de cuisson : 0 minutes**
**Portions : 4**

**Ingrédients:**
- 8 onces de crème de coco
- 1 livre de crevettes, cuites, décortiquées, déveinées et hachées
- 2 cuillères à soupe d'aneth haché
- 2 oignons nouveaux, hachés
- 1 cuillère à soupe de coriandre hachée
- Une pincée de poivre noir

**Directions:**
1. Dans un bol, mélanger les crevettes avec la crème et les autres ingrédients, fouetter et servir en tartinade de fête.

**Nutrition:** calories 362, lipides 14,3, fibres 6, glucides 14,6, protéines 5,9

# Salsa aux peches

**Temps de préparation : 4 minutes**
**Temps de cuisson : 0 minutes**
**Portions : 4**

**Ingrédients:**
- 4 pêches dénoyautées et coupées en cubes
- 1 tasse d'olives kalamata, dénoyautées et coupées en deux
- 1 avocat dénoyauté, pelé et coupé en cubes
- 1 tasse de tomates cerises, coupées en deux
- 1 cuillère à soupe d'huile d'olive
- 1 cuillère à soupe de jus de citron vert
- 1 cuillère à soupe de coriandre hachée

**Directions:**
1. Dans un bol, mélanger les pêches avec les olives et les autres ingrédients, bien mélanger et servir froid.

**Nutrition:** calories 200, lipides 7,5, fibres 5, glucides 13,3, protéines 4,9

# Chips de carottes

**Temps de préparation : 10 minutes**
**Temps de cuisson : 20 minutes**
**Portions : 4**

**Ingrédients:**
- 4 carottes, tranchées finement
- 2 cuillères à soupe d'huile d'olive
- Une pincée de poivre noir
- 1 cuillère à café de paprika doux
- ½ cuillère à café de poudre de curcuma
- Une pincée de flocons de piment rouge

**Directions:**
1. Dans un bol, mélanger les chips de carottes avec l'huile et les autres ingrédients et mélanger.
2. Étalez les chips sur une plaque à pâtisserie tapissée, faites cuire au four à 400 degrés F pendant 25 minutes, répartissez dans des bols et servez comme collation.

**Nutrition:** calories 180, lipides 3, fibres 3,3, glucides 5,8, protéines 1,3

# Bouchées d'asperges

**Temps de préparation : 4 minutes**
**Temps de cuisson : 20 minutes**
**Portions : 4**

**Ingrédients:**
- 2 cuillères à soupe d'huile de coco fondue
- 1 livre d'asperges, parées et coupées en deux
- 1 cuillère à café de poudre d'ail
- 1 cuillère à café de romarin séché
- 1 cuillère à café de poudre de chili

**Directions:**
1. Dans un bol, mélanger les asperges avec l'huile et les autres ingrédients, mélanger, étaler sur une plaque à pâtisserie tapissée et cuire au four à 400 degrés F pendant 20 minutes.
2. Répartir dans des bols et servir froid comme collation.

**Nutrition:** calories 170, lipides 4,3, fibres 4, glucides 7, protéines 4,5

# Bols de figues au four

**Temps de préparation : 4 minutes**
**Temps de cuisson : 12 minutes**
**Portions : 4**

**Ingrédients:**
- 8 figues, coupées en deux
- 1 cuillère à soupe d'huile d'avocat
- 1 cuillère à café de muscade moulue

**Directions:**
1. Dans une rôtissoire, mélanger les figues avec l'huile et la muscade, mélanger et cuire au four à 400 degrés F pendant 12 minutes.
2. Répartissez les figues dans des petits bols et servez-les comme collation.

**Nutrition:** calories 180, lipides 4,3, fibres 2, glucides 2, protéines 3,2

# Salsa au chou et aux crevettes

**Temps de préparation : 5 minutes**
**Temps de cuisson : 6 minutes**
**Portions : 4**

**Ingrédients:**
- 2 tasses de chou rouge, râpé
- 1 livre de crevettes, décortiquées et déveinées
- 1 cuillère à soupe d'huile d'olive
- Une pincée de poivre noir
- 2 oignons nouveaux, hachés
- 1 tasse de tomates, en cubes
- ½ cuillère à café de poudre d'ail

**Directions:**
1. Faites chauffer une poêle avec l'huile à feu moyen, ajoutez les crevettes, mélangez et faites cuire 3 minutes de chaque côté.
2. Dans un bol, mélanger le chou avec les crevettes et les autres ingrédients, mélanger, répartir dans des petits bols et servir.

**Nutrition:** calories 225, lipides 9,7, fibres 5,1, glucides 11,4, protéines 4,5

# Quartiers d'avocats

**Temps de préparation : 5 minutes**
**Temps de cuisson : 10 minutes**
**Portions : 4**

**Ingrédients:**
- 2 avocats pelés, dénoyautés et coupés en quartiers
- 1 cuillère à soupe d'huile d'avocat
- 1 cuillère à soupe de jus de citron vert
- 1 cuillère à café de coriandre moulue

**Directions:**
1. Étalez les quartiers d'avocat sur une plaque à pâtisserie tapissée, ajoutez l'huile et les autres ingrédients, mélangez et faites cuire au four à 300 degrés F pendant 10 minutes.
2. Répartir dans des tasses et servir comme collation.

**Nutrition:** calories 212, lipides 20,1, fibres 6,9, glucides 9,8, protéines 2

# Trempette au citron

**Temps de préparation : 4 minutes**
**Temps de cuisson : 0 minutes**
**Portions : 4**

**Ingrédients:**
- 1 tasse de fromage à la crème faible en gras
- Poivre noir au goût
- ½ tasse de jus de citron
- 1 cuillère à soupe de coriandre hachée
- 3 gousses d'ail, hachées

**Directions:**
1. Dans votre robot culinaire, mélangez le fromage frais avec le jus de citron et les autres ingrédients, mélangez bien, répartissez dans des bols et servez.

**Nutrition:** calories 213, lipides 20,5, fibres 0,2, glucides 2,8, protéines 4,8

# Trempette aux patates douces

**Temps de préparation : 10 minutes**
**Temps de cuisson : 40 minutes**
**Portions : 4**

**Ingrédients:**
- 1 tasse de patates douces, pelées et coupées en cubes
- 1 cuillère à soupe de bouillon de légumes faible en sodium
- Aérosol de cuisson
- 2 cuillères à soupe de crème de coco
- 2 cuillères à café de romarin séché
- Poivre noir au goût

**Directions:**
1. Dans un plat allant au four, mélangez les pommes de terre avec le bouillon et les autres ingrédients, remuez, faites cuire au four à 365 degrés F pendant 40 minutes, transférez dans votre mixeur, mélangez bien, répartissez dans des petits bols et servez.

**Nutrition:** calories 65, lipides 2,1, fibres 2, glucides 11,3, protéines 0,8

# Salsa aux haricots

**Temps de préparation : 5 minutes**
**Temps de cuisson : 0 minutes**
**Portions : 4**

**Ingrédients:**
- 1 tasse de haricots noirs en conserve, sans sel ajouté, égouttés
- 1 tasse de haricots rouges en conserve, sans sel ajouté, égouttés
- 1 cuillère à café de vinaigre balsamique
- 1 tasse de tomates cerises, en cubes
- 1 cuillère à soupe d'huile d'olive
- 2 échalotes, hachées

**Directions:**
1. Dans un bol, mélanger les haricots avec le vinaigre et les autres ingrédients, mélanger et servir comme collation de fête.

**Nutrition:** calories 362, lipides 4,8, fibres 14,9, glucides 61, protéines 21,4

# Salsa aux haricots verts

**Temps de préparation : 10 minutes**
**Temps de cuisson : 10 minutes**
**Portions : 4**

**Ingrédients:**
- 1 livre de haricots verts, parés et coupés en deux
- 1 cuillère à soupe d'huile d'olive
- 2 cuillères à café de câpres, égouttées
- 6 onces d'olives vertes, dénoyautées et tranchées
- 4 gousses d'ail, hachées
- 1 cuillère à soupe de jus de citron vert
- 1 cuillère à soupe d'origan haché
- Poivre noir au goût

**Directions:**
1. Faites chauffer une poêle avec l'huile à feu moyen-vif, ajoutez l'ail et les haricots verts, mélangez et laissez cuire 3 minutes.
2. Ajoutez le reste des ingrédients, mélangez, laissez cuire encore 7 minutes, répartissez dans de petites tasses et servez froid.

**Nutrition:** calories 111, lipides 6,7, fibres 5,6, glucides 13,2, protéines 2,9

# Tartinade de carottes

**Temps de préparation : 10 minutes**
**Temps de cuisson : 30 minutes**
**Portions : 4**

**Ingrédients:**
- 1 livre de carottes, pelées et hachées
- ½ tasse de noix, hachées
- 2 tasses de bouillon de légumes faible en sodium
- 1 tasse de crème de coco
- 1 cuillère à soupe de romarin haché
- 1 cuillère à café de poudre d'ail
- ¼ cuillère à café de paprika fumé

**Directions:**
1. Dans une petite casserole, mélangez les carottes avec le bouillon, les noix et les autres ingrédients sauf la crème et le romarin, remuez, portez à ébullition sur feu moyen, laissez cuire 30 minutes, égouttez et passez au mixeur.
2. Ajouter la crème, bien mélanger, répartir dans des bols, saupoudrer de romarin et servir.

**Nutrition:** calories 201, lipides 8,7, fibres 3,4, glucides 7,8, protéines 7,7

# Trempette aux tomates

**Temps de préparation : 10 minutes**
**Temps de cuisson : 10 minutes**
**Portions : 4**

**Ingrédients:**
- 1 livre de tomates, pelées et hachées
- ½ tasse d'ail, émincé
- 2 cuillères à soupe d'huile d'olive
- Une pincée de poivre noir
- 2 échalotes, hachées
- 1 cuillère à café de thym séché

**Directions:**
1. Faites chauffer une poêle avec l'huile à feu moyen-vif, ajoutez l'ail et les échalotes, remuez et faites revenir 2 minutes.
2. Ajouter les tomates et les autres ingrédients, cuire encore 8 minutes et passer au mixeur.
3. Mélangez bien, répartissez dans de petites tasses et servez comme collation.

**Nutrition:** calories 232, lipides 11,3, fibres 3,9, glucides 7,9, protéines 4,5

# Bols de saumon

**Temps de préparation : 10 minutes**
**Temps de cuisson : 0 minutes**
**Portions : 6**

**Ingrédients:**
- 1 cuillère à soupe d'huile d'avocat
- 1 cuillère à soupe de vinaigre balsamique
- ½ cuillère à café d'origan séché
- 1 tasse de saumon fumé, sans sel ajouté, désossé, sans peau et coupé en cubes
- 1 tasse de salsa
- 4 tasses de bébés épinards

**Directions:**
1. Dans un bol, mélanger le saumon avec la salsa et les autres ingrédients, mélanger, diviser dans de petites tasses et servir.

**Nutrition:** calories 281, lipides 14,4, fibres 7,4, glucides 18,7, protéines 7,4

# Salsa aux tomates et au maïs

**Temps de préparation : 4 minutes**
**Temps de cuisson : 0 minutes**
**Portions : 4**

**Ingrédients:**
- 3 tasses de maïs
- 2 tasses de tomates, en cubes
- 2 oignons verts, hachés
- 2 cuillères à soupe d'huile d'olive
- 1 piment rouge, haché
- ½ cuillère à soupe de ciboulette hachée

**Directions:**
1. Dans un saladier, mélanger les tomates avec le maïs et les autres ingrédients, mélanger et servir froid en collation.

**Nutrition:** calories 178, lipides 8,6, fibres 4,5, glucides 25,9, protéines 4,7

# Champignons au four

**Temps de préparation : 10 minutes**
**Temps de cuisson : 25 minutes**
**Portions : 4**

**Ingrédients:**
- 1 livre de petits chapeaux de champignons
- 2 cuillères à soupe d'huile d'olive
- 1 cuillère à soupe de ciboulette hachée
- 1 cuillère à soupe de romarin haché
- Poivre noir au goût

**Directions:**
1. Mettez les champignons dans une rôtissoire, ajoutez l'huile et le reste des ingrédients, mélangez, faites cuire au four à 400 degrés F pendant 25 minutes, répartissez dans des bols et servez comme collation.

**Nutrition:** calories 215, lipides 12,3, fibres 6,7, glucides 15,3, protéines 3,5

# Haricots à tartiner

**Temps de préparation : 5 minutes**
**Temps de cuisson : 0 minutes**
**Portions : 4**

**Ingrédients:**
- ½ tasse de crème de coco
- 1 cuillère à soupe d'huile d'olive
- 2 tasses de haricots noirs en conserve, sans sel ajouté, égouttés et rincés
- 2 cuillères à soupe d'oignons verts, hachés

**Directions:**
1. Dans un mixeur, mélanger les haricots avec la crème et les autres ingrédients, bien mélanger, répartir dans des bols et servir.

**Nutrition:** calories 311, lipides 13,5, fibres 6, glucides 18,0, protéines 8

# Salsa à la coriandre et au fenouil

**Temps de préparation : 5 minutes**
**Temps de cuisson : 0 minutes**
**Portions : 4**

**Ingrédients:**
- 2 oignons nouveaux, hachés
- 2 bulbes de fenouil, râpés
- 1 piment vert, haché
- 1 tomate, hachée
- 1 cuillère à café de poudre de curcuma
- 1 cuillère à café de jus de citron vert
- 2 cuillères à soupe de coriandre hachée
- Poivre noir au goût

**Directions:**
1. Dans un saladier, mélangez le fenouil avec les oignons et les autres ingrédients, mélangez, répartissez dans des tasses et servez.

**Nutrition:** calories 310, lipides 11,5, fibres 5,1, glucides 22,3, protéines 6,5

# Bouchées de choux de Bruxelles

**Temps de préparation : 10 minutes**
**Temps de cuisson : 25 minutes**
**Portions : 4**

**Ingrédients:**
- 1 livre de choux de Bruxelles, parés et coupés en deux
- 2 cuillères à soupe d'huile d'olive
- 1 cuillère à soupe de cumin moulu
- 1 tasse d'aneth, haché
- 2 gousses d'ail, hachées

**Directions:**
1. Dans une rôtissoire, mélanger les choux de Bruxelles avec l'huile et les autres ingrédients, mélanger et cuire au four à 390 degrés F pendant 25 minutes.
2. Répartissez les pousses dans des bols et servez comme collation.

**Nutrition:** calories 270, lipides 10,3, fibres 5,2, glucides 11,1, protéines 6

# Bouchées de noix balsamiques

Temps de préparation : 10 minutes
Temps de cuisson : 15 minutes
Portions : 4

**Ingrédients:**
- 2 tasses de noix
- 3 cuillères à soupe de vinaigre rouge
- Un filet d'huile d'olive
- Une pincée de poivre de Cayenne
- Une pincée de flocons de piment rouge
- Poivre noir au goût

**Directions:**
1. Étalez les noix sur une plaque à pâtisserie tapissée, ajoutez le vinaigre et les autres ingrédients, mélangez et rôtissez à 400 degrés F pendant 15 minutes.
2. Répartissez les noix dans des bols et servez.

**Nutrition:** calories 280, lipides 12,2, fibres 2, glucides 15,8, protéines 6

# Chips de radis

**Temps de préparation : 10 minutes**
**Temps de cuisson : 20 minutes**
**Portions : 4**

**Ingrédients:**
- 1 livre de radis, tranchés finement
- Une pincée de poudre de curcuma
- Poivre noir au goût
- 2 cuillères à soupe d'huile d'olive

**Directions:**
1. Étalez les chips de radis sur une plaque à pâtisserie tapissée, ajoutez l'huile et les autres ingrédients, mélangez et faites cuire au four à 400 degrés F pendant 20 minutes.
2. Répartissez les chips dans des bols et servez.

**Nutrition:** calories 120, lipides 8,3, fibres 1, glucides 3,8, protéines 6

# Salade de poireaux et crevettes

**Temps de préparation : 4 minutes**
**Temps de cuisson : 0 minutes**
**Portions : 4**

**Ingrédients:**
- 2 poireaux, tranchés
- 1 tasse de coriandre, hachée
- 1 livre de crevettes, décortiquées, déveinées et cuites
- Jus d'1 citron vert
- 1 cuillère à soupe de zeste de citron vert, râpé
- 1 tasse de tomates cerises, coupées en deux
- 2 cuillères à soupe d'huile d'olive
- Sel et poivre noir au goût

**Directions:**
1. Dans un saladier, mélangez les crevettes avec les poireaux et les autres ingrédients, mélangez, répartissez dans des petites coupelles et servez.

**Nutrition:** calories 280, lipides 9,1, fibres 5,2, glucides 12,6, protéines 5

# Trempette aux poireaux

**Temps de préparation : 5 minutes**
**Temps de cuisson : 0 minutes**
**Portions : 4**

**Ingrédients:**
- 1 cuillère à soupe de jus de citron
- ½ tasse de fromage à la crème faible en gras
- 2 cuillères à soupe d'huile d'olive
- Poivre noir au goût
- 4 poireaux, hachés
- 1 cuillère à soupe de coriandre hachée

**Directions:**
1. Dans un mixeur, mélanger le fromage à la crème avec les poireaux et les autres ingrédients, bien mélanger, répartir dans des bols et servir comme trempette de fête.

**Nutrition:** calories 300, lipides 12,2, fibres 7,6, glucides 14,7, protéines 5,6

# Salade de poivrons

**Temps de préparation : 5 minutes**
**Temps de cuisson : 0 minutes**
**Portions : 4**

**Ingrédients:**
- ½ livre de poivron rouge, coupé en fines lanières
- 3 oignons verts, hachés
- 1 cuillère à soupe d'huile d'olive
- 2 cuillères à café de gingembre, râpé
- ½ cuillère à café de romarin séché
- 3 cuillères à soupe de vinaigre balsamique

**Directions:**
1. Dans un saladier, mélangez les poivrons avec les oignons et les autres ingrédients, mélangez, répartissez dans des petites tasses et servez.

**Nutrition:** calories 160, lipides 6, fibres 3, glucides 10,9, protéines 5,2

# Tartinade d'avocat

**Temps de préparation : 4 minutes**
**Temps de cuisson : 0 minutes**
**Portions : 4**

**Ingrédients:**
- 2 cuillères à soupe d'aneth haché
- 1 échalote, hachée
- 2 gousses d'ail, hachées
- 2 avocats pelés, dénoyautés et hachés
- 1 tasse de crème de coco
- 2 cuillères à soupe d'huile d'olive
- 2 cuillères à soupe de jus de citron vert
- Poivre noir au goût

**Directions:**
1. Dans un mixeur, mélanger les avocats avec les échalotes, l'ail et les autres ingrédients, bien mélanger, répartir dans des petits bols et servir comme collation.

**Nutrition:** calories 300, lipides 22,3, fibres 6,4, glucides 42, protéines 8,9

# Trempette de maïs

Temps de préparation : 30 minutes
Temps de cuisson : 0 minutes
Portions : 4

**Ingrédients:**
- Une pincée de poivre de Cayenne
- Une pincée de poivre noir
- 2 tasses de maïs
- 1 tasse de crème de coco
- 2 cuillères à soupe de jus de citron
- 2 cuillères à soupe d'huile d'avocat

**Directions:**
1. Dans un mixeur, mélanger le maïs avec la crème et les autres ingrédients, bien mélanger, répartir dans des bols et servir comme trempette de fête.

**Nutrition:** calories 215, lipides 16,2, fibres 3,8, glucides 18,4, protéines 4

# Barres aux haricots

**Temps de préparation : 2 heures**
**Temps de cuisson : 0 minutes**
**Portions : 12**

**Ingrédients:**
- 1 tasse de haricots noirs en conserve, sans sel ajouté, égouttés
- 1 tasse de flocons de noix de coco, non sucrés
- 1 tasse de beurre faible en gras
- ½ tasse de graines de chia
- ½ tasse de crème de coco

**Directions:**
1. Dans un mixeur, mélangez les haricots avec les flocons de noix de coco et les autres ingrédients, mélangez bien, étalez le tout dans un moule carré, pressez, réservez au réfrigérateur pendant 2 heures, coupez en barres moyennes et servez.

**Nutrition:** calories 141, lipides 7, fibres 5, glucides 16,2, protéines 5

# Mélange de graines de citrouille et chips de pommes

**Temps de préparation : 10 minutes**
**Temps de cuisson : 2 heures**
**Portions : 4**

**Ingrédients:**
- Aérosol de cuisson
- 2 cuillères à café de muscade moulue
- 1 tasse de graines de citrouille
- 2 pommes, évidées et tranchées finement

**Directions:**
1. Disposez les graines de citrouille et les chips de pomme sur une plaque à pâtisserie tapissée, saupoudrez de muscade partout, graissez-les avec le spray, mettez au four et enfournez à 300 degrés F pendant 2 heures.
2. Répartir dans des bols et servir comme collation.

**Nutrition:** calories 80, lipides 0, fibres 3, glucides 7, protéines 4

# Trempette aux tomates et au yaourt

**Temps de préparation : 5 minutes**
**Temps de cuisson : 0 minutes**
**Portions : 4**

**Ingrédients:**
- 2 tasses de yaourt grec sans gras
- 1 cuillère à soupe de persil haché
- ¼ tasse de tomates en conserve, sans sel ajouté, hachées
- 2 cuillères à soupe de ciboulette hachée
- Poivre noir au goût

**Directions:**
1. Dans un bol, mélangez le yaourt avec le persil et les autres ingrédients, fouettez bien, répartissez dans des petits bols et servez comme trempette de fête.

**Nutrition:** calories 78, lipides 0, fibres 0,2, glucides 10,6, protéines 8,2

# Bols de betteraves de Cayenne

**Temps de préparation : 10 minutes**
**Temps de cuisson : 35 minutes**
**Portions : 2**

**Ingrédients:**
- 1 cuillère à café de poivre de Cayenne
- 2 betteraves pelées et coupées en cubes
- 1 cuillère à café de romarin séché
- 1 cuillère à soupe d'huile d'olive
- 2 cuillères à café de jus de citron vert

**Directions:**
1. Dans une rôtissoire, mélanger les bouchées de betterave avec le poivre de Cayenne et les autres ingrédients, mélanger, introduire au four, rôtir à 355 degrés F pendant 35 minutes, répartir dans des petits bols et servir comme collation.

**Nutrition:** calories 170, lipides 12,2, fibres 7, glucides 15,1, protéines 6

# Bols de noix et de pacanes

**Temps de préparation : 10 minutes**
**Temps de cuisson : 10 minutes**
**Portions : 4**

**Ingrédients:**
- 2 tasses de noix
- 1 tasse de pacanes, hachées
- 1 cuillère à café d'huile d'avocat
- ½ cuillère à café de paprika doux

**Directions:**
1. Étalez les raisins et les pacanes sur une plaque à pâtisserie tapissée, ajoutez l'huile et le paprika, mélangez et faites cuire au four à 400 degrés F pendant 10 minutes.
2. Répartir dans des bols et servir comme collation.

**Nutrition:** calories 220, lipides 12,4, fibres 3, glucides 12,9, protéines 5,6

# Muffins au saumon et au persil

**Temps de préparation : 10 minutes**
**Temps de cuisson : 25 minutes**
**Portions : 4**

**Ingrédients:**
- 1 tasse de fromage mozzarella faible en gras, râpé
- 8 onces de saumon fumé, sans peau, désossé et haché
- 1 tasse de farine d'amande
- 1 œuf battu
- 1 cuillère à café de persil séché
- 1 gousse d'ail, hachée
- Poivre noir au goût
- Aérosol de cuisson

**Directions:**
1. Dans un bol, mélanger le saumon avec la mozzarella et les autres ingrédients sauf l'enduit à cuisson et bien mélanger.
2. Répartissez ce mélange dans un moule à muffins graissé avec un enduit à cuisson, faites cuire au four à 375 degrés F pendant 25 minutes et servez comme collation.

**Nutrition:** calories 273, lipides 17, fibres 3,5, glucides 6,9, protéines 21,8

# Balles de squash

**Temps de préparation : 10 minutes**
**Temps de cuisson : 20 minutes**
**Portions : 8**

**Ingrédients:**
- Un filet d'huile d'olive
- 1 grosse courge musquée, pelée et hachée
- 2 cuillères à soupe de coriandre hachée
- 2 oeufs, battus
- ½ tasse de farine de blé entier
- Poivre noir au goût
- 2 échalotes, hachées
- 2 gousses d'ail, hachées

**Directions:**
1. Dans un bol, mélangez la courge avec la coriandre et les autres ingrédients sauf l'huile, remuez bien et façonnez des boules moyennes avec ce mélange.
2. Disposez-les sur une plaque à pâtisserie tapissée, graissez-les avec l'huile, faites cuire au four à 400 degrés F pendant 10 minutes de chaque côté, répartissez dans des bols et servez.

**Nutrition:** calories 78, lipides 3, fibres 0,9, glucides 10,8, protéines 2,7

# Bols d'oignons perlés au fromage

**Temps de préparation : 10 minutes**
**Temps de cuisson : 30 minutes**
**Portions : 8**

**Ingrédients:**
- 20 oignons perlés blancs, pelés
- 3 cuillères à soupe de persil haché
- 1 cuillère à soupe de ciboulette hachée
- Poivre noir au goût
- 1 tasse de mozzarella faible en gras, râpée
- 1 cuillère à soupe d'huile d'olive

**Directions:**
1. Étalez les oignons perlés sur une plaque à pâtisserie tapissée, ajoutez l'huile, le persil, la ciboulette et le poivre noir et mélangez.
2. Saupoudrer de mozzarella, cuire au four à 390 degrés F pendant 30 minutes, répartir dans des bols et servir froid comme collation.

**Nutrition:** calories 136, lipides 2,7, fibres 6, glucides 25,9, protéines 4,1

# Barres de brocoli

**Temps de préparation :** 10 minutes
**Temps de cuisson :** 25 minutes
**Portions :** 8

**Ingrédients:**
- 1 livre de fleurons de brocoli, hachés
- ½ tasse de fromage mozzarella faible en gras, râpé
- 2 oeufs, battus
- 1 cuillère à café d'origan séché
- 1 cuillère à café de basilic séché
- Poivre noir au goût

**Directions:**
1. Dans un bol, mélanger le brocoli avec le fromage et les autres ingrédients, bien mélanger, étaler dans un moule rectangulaire et bien presser le fond.
2. Introduire au four à 380 degrés F, enfourner 25 minutes, couper en barres et servir froid.

**Nutrition:** calories 46, lipides 1,3, fibres 1,8, glucides 4,2, protéines 5

# Salsa d'ananas et de tomates

**Temps de préparation : 10 minutes**
**Temps de cuisson : 40 minutes**
**Portions : 4**

**Ingrédients:**
- 20 onces d'ananas en conserve, égoutté et coupé en cubes
- 1 tasse de tomates séchées au soleil, en cubes
- 1 cuillère à soupe de basilic haché
- 1 cuillère à soupe d'huile d'avocat
- 1 cuillère à café de jus de citron vert
- 1 tasse d'olives noires, dénoyautées et tranchées
- Poivre noir au goût

**Directions:**
1. Dans un bol, mélanger les cubes d'ananas avec les tomates et les autres ingrédients, mélanger, diviser dans des tasses plus petites et servir comme collation.

**Nutrition:** calories 125, lipides 4,3, fibres 3,8, glucides 23,6, protéines 1,5

# Mélange de dinde et d'artichauts

**Temps de préparation : 5 minutes**
**Temps de cuisson : 25 minutes**
**Portions : 4**

**Ingrédients:**
- 2 cuillères à soupe d'huile d'olive
- 1 poitrine de dinde, sans peau, désossée et tranchée
- Une pincée de poivre noir
- 1 cuillère à soupe de basilic haché
- 3 gousses d'ail, hachées
- 14 onces d'artichauts en conserve, sans sel ajouté, hachés
- 1 tasse de crème de coco
- ¾ tasse de mozzarella faible en gras, râpée

**Directions:**
1. Faites chauffer une poêle avec l'huile à feu moyen-vif, ajoutez la viande, l'ail et le poivre noir, mélangez et laissez cuire 5 minutes.
2. Ajouter le reste des ingrédients sauf le fromage, mélanger et cuire à feu moyen pendant 15 minutes.
3. Saupoudrer le fromage, cuire le tout encore 5 minutes, répartir dans les assiettes et servir.

**Nutrition:** calories 300, lipides 22,2, fibres 7,2, glucides 16,5, protéines 13,6

# Mélange de dinde et d'origan

**Temps de préparation : 10 minutes**
**Temps de cuisson : 30 minutes**
**Portions : 4**

**Ingrédients:**
- 2 cuillères à soupe d'huile d'avocat
- 1 oignon rouge, haché
- 2 gousses d'ail, hachées
- Une pincée de poivre noir
- 1 cuillère à soupe d'origan haché
- 1 grosse poitrine de dinde, sans peau, désossée et coupée en cubes
- 1 tasse et ½ de bouillon de bœuf faible en sodium
- 1 cuillère à soupe de ciboulette hachée

**Directions:**
1. Faites chauffer une poêle avec l'huile à feu moyen, ajoutez l'oignon, remuez et faites revenir pendant 3 minutes.
2. Ajouter l'ail et la viande, mélanger et cuire encore 3 minutes.
3. Ajouter le reste des ingrédients, mélanger, laisser mijoter le tout à feu moyen pendant 25 minutes, répartir dans les assiettes et servir.

**Nutrition:** calories 76, lipides 2,1, fibres 1,7, glucides 6,4, protéines 8,3

# Poulet orange

**Temps de préparation : 10 minutes**
**Temps de cuisson : 35 minutes**
**Portions : 4**

**Ingrédients:**
- 1 cuillère à soupe d'huile d'avocat
- 1 livre de poitrine de poulet, sans peau, désossée et coupée en deux
- 2 gousses d'ail, hachées
- 2 échalotes, hachées
- ½ tasse de jus d'orange
- 1 cuillère à soupe de zeste d'orange, râpé
- 3 cuillères à soupe de vinaigre balsamique
- 1 cuillère à café de romarin haché

**Directions:**
1. Faites chauffer une poêle avec l'huile à feu moyen-vif, ajoutez les échalotes et l'ail, mélangez et faites revenir pendant 2 minutes.
2. Ajouter la viande, mélanger délicatement et cuire encore 3 minutes.
3. Ajouter le reste des ingrédients, mélanger, introduire la poêle au four et cuire au four à 340 degrés F pendant 30 minutes.
4. Répartir dans les assiettes et servir.

**Nutrition:** calories 159, lipides 3,4, fibres 0,5, glucides 5,4, protéines 24,6

# Dinde à l'ail et champignons

**Temps de préparation : 10 minutes**
**Temps de cuisson : 40 minutes**
**Portions : 4**

**Ingrédients:**
- 1 poitrine de dinde, désossée, sans peau et coupée en cubes
- ½ livre de champignons blancs, coupés en deux
- 1/3 tasse d'aminos de noix de coco
- 2 gousses d'ail, hachées
- 2 cuillères à soupe d'huile d'olive
- Une pincée de poivre noir
- 2 oignons verts, hachés
- 3 cuillères à soupe de sauce à l'ail
- 1 cuillère à soupe de romarin haché

**Directions:**
1. Faites chauffer une poêle avec l'huile à feu moyen, ajoutez les oignons verts, la sauce à l'ail et l'ail et faites revenir pendant 5 minutes.
2. Ajoutez la viande et faites-la revenir encore 5 minutes.
3. Ajouter le reste des ingrédients, mettre au four et cuire au four à 390 degrés F pendant 30 minutes.
4. Répartissez le mélange dans les assiettes et servez.

**Nutrition:** calories 154, lipides 8,1, fibres 1,5, glucides 11,5, protéines 9,8

# Poêle de poulet et d'olives

**Temps de préparation : 10 minutes**
**Temps de cuisson : 25 minutes**
**Portions : 4**

**Ingrédients:**
- 1 livre de poitrines de poulet, sans peau, désossées et grossièrement coupées en cubes
- Une pincée de poivre noir
- 1 cuillère à soupe d'huile d'avocat
- 1 oignon rouge, haché
- 1 tasse de lait de coco
- 1 cuillère à soupe de jus de citron
- 1 tasse d'olives kalamata, dénoyautées et tranchées
- ¼ tasse de coriandre, hachée

**Directions:**
1. Faites chauffer une poêle avec l'huile à feu moyen-vif, ajoutez l'oignon et la viande et faites revenir 5 minutes.
2. Ajoutez le reste des ingrédients, mélangez, portez à ébullition et laissez cuire à feu moyen encore 20 minutes.
3. Répartir dans les assiettes et servir.

**Nutrition:** calories 409, lipides 26,8, fibres 3,2, glucides 8,3, protéines 34,9

# Mélange balsamique de dinde et de pêche

Temps de préparation : 10 minutes
Temps de cuisson : 25 minutes
Portions : 4

Ingrédients:
- 1 cuillère à soupe d'huile d'avocat
- 1 poitrine de dinde, sans peau, désossée et tranchée
- Une pincée de poivre noir
- 1 oignon jaune, haché
- 4 pêches dénoyautées et coupées en quartiers
- ¼ tasse de vinaigre balsamique
- 2 cuillères à soupe de ciboulette hachée

Directions:
1. Faites chauffer une poêle avec l'huile à feu moyen-vif, ajoutez la viande et l'oignon, mélangez et faites dorer pendant 5 minutes.
2. Ajouter le reste des ingrédients sauf la ciboulette, mélanger délicatement et cuire au four à 390 degrés F pendant 20 minutes.
3. Répartissez le tout dans les assiettes et servez avec la ciboulette saupoudrée dessus.

**Nutrition:** calories 123, lipides 1,6, fibres 3,3, glucides 18,8, protéines 9,1

# Poulet à la noix de coco et épinards

**Temps de préparation : 10 minutes**
**Temps de cuisson : 25 minutes**
**Portions : 4**

**Ingrédients:**
- 1 cuillère à soupe d'huile d'avocat
- 1 livre de poitrine de poulet, sans peau, désossée et coupée en cubes
- ½ cuillère à café de basilic séché
- Une pincée de poivre noir
- ¼ tasse de bouillon de légumes faible en sodium
- 2 tasses de bébés épinards
- 2 échalotes, hachées
- 2 gousses d'ail, hachées
- ½ cuillère à café de paprika doux
- 2/3 tasse de crème de coco
- 2 cuillères à soupe de coriandre hachée

**Directions:**
1. Faites chauffer une poêle avec l'huile à feu moyen-vif, ajoutez la viande, le basilic, le poivre noir et faites revenir 5 minutes.
2. Ajoutez les échalotes et l'ail et laissez cuire encore 5 minutes.
3. Ajoutez le reste des ingrédients, mélangez, portez à ébullition et laissez cuire à feu moyen pendant 15 minutes supplémentaires.
4. Répartir dans les assiettes et servir chaud.

**Nutrition:** calories 237, lipides 12,9, fibres 1,6, glucides 4,7, protéines 25,8

# Mélange de poulet et asperges

**Temps de préparation : 10 minutes**
**Temps de cuisson : 25 minutes**
**Portions : 4**

**Ingrédients:**
- 2 poitrines de poulet, sans peau, désossées et coupées en cubes
- 2 cuillères à soupe d'huile d'avocat
- 2 oignons nouveaux, hachés
- 1 botte d'asperges, parées et coupées en deux
- ½ cuillère à café de paprika doux
- Une pincée de poivre noir
- 14 onces de tomates en conserve, sans sel ajouté, égouttées et hachées

**Directions:**
1. Faites chauffer une poêle avec l'huile à feu moyen-vif, ajoutez la viande et les oignons nouveaux, remuez et laissez cuire 5 minutes.
2. Ajoutez les asperges et les autres ingrédients, mélangez, couvrez la poêle et laissez cuire à feu moyen pendant 20 minutes.
3. Répartissez le tout dans les assiettes et servez.

**Nutrition:** calories 171, lipides 6,4, fibres 2,6, glucides 6,4, protéines 22,2

# Dinde et brocoli crémeux

**Temps de préparation : 10 minutes**
**Temps de cuisson : 25 minutes**
**Portions : 4**

**Ingrédients:**
- 1 cuillère à soupe d'huile d'olive
- 1 grosse poitrine de dinde, sans peau, désossée et coupée en cubes
- 2 tasses de fleurons de brocoli
- 2 échalotes, hachées
- 2 gousses d'ail, hachées
- 1 cuillère à soupe de basilic haché
- 1 cuillère à soupe de coriandre hachée
- ½ tasse de crème de coco

**Directions:**
1. Faites chauffer une poêle avec l'huile à feu moyen-vif, ajoutez la viande, les échalotes et l'ail, mélangez et faites dorer pendant 5 minutes.
2. Ajouter le brocoli et les autres ingrédients, mélanger le tout, cuire 20 minutes à feu moyen, répartir dans les assiettes et servir.

**Nutrition:** calories 165, lipides 11,5, fibres 2,1, glucides 7,9, protéines 9,6

# Mélange de haricots verts au poulet et à l'aneth

**Temps de préparation : 10 minutes**
**Temps de cuisson : 25 minutes**
**Portions : 4**

**Ingrédients:**
- 2 cuillères à soupe d'huile d'olive
- 10 onces de haricots verts, parés et coupés en deux
- 1 oignon jaune, haché
- 1 cuillère à soupe d'aneth haché
- 2 poitrines de poulet, sans peau, désossées et coupées en deux
- 2 tasses de sauce tomate, sans sel ajouté
- ½ cuillère à café de flocons de piment rouge, écrasés

**Directions:**
1. Faites chauffer une poêle avec l'huile à feu moyen-vif, ajoutez l'oignon et la viande et faites-les revenir 2 minutes de chaque côté.
2. Ajouter les haricots verts et les autres ingrédients, mélanger, mettre au four et cuire au four à 380 degrés F pendant 20 minutes.
3. Répartir dans les assiettes et servir aussitôt.

**Nutrition:** calories 391, lipides 17,8, fibres 5, glucides 14,8, protéines 43,9

# Courgettes au poulet et au chili

**Temps de préparation :** 5 minutes
**Temps de cuisson :** 25 minutes
**Portions :** 4

**Ingrédients:**
- 1 livre de poitrines de poulet, sans peau, désossées et coupées en cubes
- 1 tasse de bouillon de poulet faible en sodium
- 2 courgettes, coupées en gros cubes
- 1 cuillère à soupe d'huile d'olive
- 1 tasse de tomates en conserve, sans sel ajouté, hachées
- 1 oignon jaune, haché
- 1 cuillère à café de poudre de chili
- 1 cuillère à soupe de coriandre hachée

**Directions:**
1. Faites chauffer une poêle avec l'huile à feu moyen-vif, ajoutez la viande et l'oignon, mélangez et faites dorer pendant 5 minutes.
2. Ajouter les courgettes et le reste des ingrédients, mélanger délicatement, réduire le feu à moyen et cuire 20 minutes.
3. Répartissez le tout dans les assiettes et servez.

**Nutrition:** calories 284, lipides 12,3, fibres 2,4, glucides 8, protéines 35

# Mélange d'avocat et de poulet

**Temps de préparation : 10 minutes**
**Temps de cuisson : 20 minutes**
**Portions : 4**

**Ingrédients:**
- 2 poitrines de poulet, sans peau, désossées et coupées en deux
- Jus de ½ citron
- 2 cuillères à soupe d'huile d'olive
- 2 gousses d'ail, hachées
- ½ tasse de bouillon de légumes faible en sodium
- 1 avocat pelé, dénoyauté et coupé en quartiers
- Une pincée de poivre noir

**Directions:**
1. Faites chauffer une poêle avec l'huile à feu moyen, ajoutez l'ail et la viande et faites revenir 2 minutes de chaque côté.
2. Ajoutez le jus de citron et les autres ingrédients, portez à ébullition et laissez cuire à feu moyen pendant 15 minutes.
3. Répartissez le tout dans les assiettes et servez.

**Nutrition:** calories 436, lipides 27,3, fibres 3,6, glucides 5,6, protéines 41,8

# Dinde et Bok Choy

**Temps de préparation : 10 minutes**
**Temps de cuisson : 20 minutes**
**Portions : 4**

**Ingrédients:**
- 1 poitrine de dinde, désossée, sans peau et coupée en gros cubes
- 2 oignons verts, hachés
- 1 livre de bok choy, déchiré
- 2 cuillères à soupe d'huile d'olive
- ½ cuillère à café de gingembre, râpé
- Une pincée de poivre noir
- ½ tasse de bouillon de légumes faible en sodium

**Directions:**
1. Faites chauffer une casserole avec l'huile à feu moyen-vif, ajoutez les oignons verts et le gingembre et faites revenir pendant 2 minutes.
2. Ajouter la viande et faire revenir encore 5 minutes.
3. Ajouter le reste des ingrédients, mélanger, laisser mijoter encore 13 minutes, répartir dans les assiettes et servir.

**Nutrition:** calories 125, lipides 8, fibres 1,7, glucides 5,5, protéines 9,3

# Poulet avec mélange d'oignons rouges

Temps de préparation : 10 minutes
Temps de cuisson : 25 minutes
Portions : 4

**Ingrédients:**
- 2 poitrines de poulet, sans peau, désossées et coupées en gros cubes
- 3 oignons rouges, tranchés
- 2 cuillères à soupe d'huile d'olive
- 1 tasse de bouillon de légumes faible en sodium
- Une pincée de poivre noir
- 1 cuillère à soupe de coriandre hachée
- 1 cuillère à soupe de ciboulette hachée

**Directions:**
1. Faites chauffer une poêle avec l'huile à feu moyen, ajoutez les oignons et une pincée de poivre noir et faites revenir pendant 10 minutes en remuant souvent.
2. Ajouter le poulet et cuire encore 3 minutes.
3. Ajoutez le reste des ingrédients, portez à ébullition et laissez cuire à feu moyen encore 12 minutes.
4. Répartir le mélange de poulet et d'oignons dans les assiettes et servir.

**Nutrition:** calories 364, lipides 17,5, fibres 2,1, glucides 8,8, protéines 41,7

# Dinde chaude et riz

**Temps de préparation : 10 minutes**
**Temps de cuisson : 42 minutes**
**Portions : 4**

**Ingrédients:**
- 1 poitrine de dinde, sans peau, désossée et coupée en cubes
- 1 tasse de riz blanc
- 2 tasses de bouillon de légumes faible en sodium
- 1 cuillère à café de paprika fort
- 2 petits piments Serrano, hachés
- 2 gousses d'ail, hachées
- 2 cuillères à soupe d'huile d'olive
- ½ poivron rouge haché
- Une pincée de poivre noir

**Directions:**
1. Faites chauffer une poêle avec l'huile à feu moyen, ajoutez les poivrons Serrano et l'ail et faites revenir pendant 2 minutes.
2. Ajoutez la viande et faites-la revenir 5 minutes.
3. Ajoutez le riz et les autres ingrédients, portez à ébullition et laissez cuire à feu moyen pendant 35 minutes.
4. Remuer, répartir dans les assiettes et servir.

**Nutrition**: calories 271, lipides 7,7, fibres 1,7, glucides 42, protéines 7,8

# Poireaux Citronnés Et Poulet

Temps de préparation : 10 minutes
Temps de cuisson : 40 minutes
Portions : 4

Ingrédients:
- 1 livre de poitrine de poulet, sans peau, désossée et coupée en cubes
- Une pincée de poivre noir
- 2 cuillères à soupe d'huile d'avocat
- 1 cuillère à soupe de sauce tomate, sans sel ajouté
- 1 tasse de bouillon de légumes faible en sodium
- 4 poireaux hachés grossièrement
- ½ tasse de jus de citron

Directions:
1. Faites chauffer une poêle avec l'huile à feu moyen, ajoutez les poireaux, mélangez et faites revenir pendant 10 minutes.
2. Ajouter le poulet et les autres ingrédients, mélanger, cuire à feu moyen encore 20 minutes, répartir dans les assiettes et servir.

**Nutrition**: calories 199, lipides 13,3, fibres 5, glucides 7,6, protéines 17,4

# Dinde au mélange de chou de Savoie

**Temps de préparation : 10 minutes**
**Temps de cuisson : 35 minutes**
**Portions : 4**

**Ingrédients:**
- 1 grosse poitrine de dinde, sans peau, désossée et coupée en cubes
- 1 tasse de bouillon de poulet faible en sodium
- 1 cuillère à soupe d'huile de coco fondue
- 1 chou de Milan, râpé
- 1 cuillère à café de poudre de chili
- 1 cuillère à café de paprika doux
- 1 gousse d'ail, hachée
- 1 oignon jaune, haché
- Une pincée de sel et de poivre noir

**Directions:**
1. Faites chauffer une poêle avec l'huile à feu moyen, ajoutez la viande et faites-la revenir 5 minutes.
2. Ajoutez l'ail et l'oignon, mélangez et faites revenir encore 5 minutes.
3. Ajoutez le chou et les autres ingrédients, mélangez, portez à ébullition et laissez cuire à feu moyen pendant 25 minutes.
4. Répartissez le tout dans les assiettes et servez.

**Nutrition:**calories 299, lipides 14,5, fibres 5, glucides 8,8, protéines 12,6

# Poulet aux oignons verts au paprika

**Temps de préparation : 10 minutes**
**Temps de cuisson : 30 minutes**
**Portions : 4**

**Ingrédients:**
- 1 livre de poitrine de poulet, sans peau, désossée et tranchée
- 4 oignons verts, hachés
- 1 cuillère à soupe d'huile d'olive
- 1 cuillère à soupe de paprika doux
- 1 tasse de bouillon de poulet faible en sodium
- 1 cuillère à soupe de gingembre, râpé
- 1 cuillère à café d'origan séché
- 1 cuillère à café de cumin moulu
- 1 cuillère à café de piment de la Jamaïque, moulu
- ½ tasse de coriandre, hachée
- Une pincée de poivre noir

**Directions:**
1. Faites chauffer une poêle avec l'huile à feu moyen, ajoutez les oignons verts et la viande et faites revenir 5 minutes.
2. Ajouter le reste des ingrédients, mélanger, introduire au four et cuire au four à 390 degrés F pendant 25 minutes.
3. Répartir le mélange de poulet et d'oignons verts dans les assiettes et servir.

**Nutrition:** calories 295, lipides 12,5, fibres 6,9, glucides 22,4, protéines 15,6

# Sauce au poulet et à la moutarde

**Temps de préparation : 10 minutes**
**Temps de cuisson : 35 minutes**
**Portions : 4**

**Ingrédients:**
- 1 livre de cuisses de poulet, désossées et sans peau
- 1 cuillère à soupe d'huile d'avocat
- 2 cuillères à soupe de moutarde
- 1 échalote, hachée
- 1 tasse de bouillon de poulet faible en sodium
- Une pincée de sel et de poivre noir
- 3 gousses d'ail, hachées
- ½ cuillère à café de basilic séché

**Directions:**
1. Faites chauffer une poêle avec l'huile à feu moyen, ajoutez l'échalote, l'ail et le poulet et faites revenir le tout pendant 5 minutes.
2. Ajouter la moutarde et le reste des ingrédients, mélanger délicatement, porter à ébullition et cuire à feu moyen pendant 30 minutes.
3. Répartissez le tout dans les assiettes et servez chaud.

**Nutrition:** calories 299, lipides 15,5, fibres 6,6, glucides 30,3, protéines 12,5

# Mélange de poulet et céleri

**Temps de préparation : 10 minutes**
**Temps de cuisson : 35 minutes**
**Portions : 4**

**Ingrédients:**
- Une pincée de poivre noir
- 2 livres de poitrine de poulet, sans peau, désossée et coupée en cubes
- 2 cuillères à soupe d'huile d'olive
- 1 tasse de céleri, haché
- 3 gousses d'ail, hachées
- 1 piment poblano, haché
- 1 tasse de bouillon de légumes faible en sodium
- 1 cuillère à café de poudre de chili
- 2 cuillères à soupe de ciboulette hachée

**Directions:**
1. Faites chauffer une poêle avec l'huile à feu moyen, ajoutez l'ail, le céleri et le piment poblano, mélangez et laissez cuire 5 minutes.
2. Ajoutez la viande, mélangez et laissez cuire encore 5 minutes.
3. Ajoutez le reste des ingrédients sauf la ciboulette, portez à ébullition et laissez cuire à feu moyen encore 25 minutes.
4. Répartissez le tout dans les assiettes et servez avec la ciboulette saupoudrée dessus.

**Nutrition:** calories 305, lipides 18, fibres 13,4, glucides 22,5, protéines 6

# Dinde au citron vert et pommes de terre grelots

**Temps de préparation : 10 minutes**
**Temps de cuisson : 40 minutes**
**Portions : 4**

**Ingrédients:**
- 1 poitrine de dinde, sans peau, désossée et tranchée
- 2 cuillères à soupe d'huile d'olive
- 1 livre de pommes de terre grelots, pelées et coupées en deux
- 1 cuillère à soupe de paprika doux
- 1 oignon jaune, haché
- 1 cuillère à café de poudre de chili
- 1 cuillère à café de romarin séché
- 2 tasses de bouillon de poulet faible en sodium
- Une pincée de poivre noir
- Le zeste d'un citron vert, râpé
- 1 cuillère à soupe de jus de citron vert
- 1 cuillère à soupe de coriandre hachée

**Directions:**
1. Faites chauffer une poêle avec l'huile à feu moyen, ajoutez l'oignon, la poudre de chili et le romarin, mélangez et faites revenir pendant 5 minutes.
2. Ajouter la viande et faire revenir encore 5 minutes.
3. Ajouter les pommes de terre et le reste des ingrédients sauf la coriandre, mélanger délicatement, porter à ébullition et cuire à feu moyen pendant 30 minutes.
4. Répartissez le mélange dans les assiettes et servez avec la coriandre saupoudrée dessus.

**Nutrition:** calories 345, lipides 22,2, fibres 12,3, glucides 34,5, protéines 16,4

# Poulet aux feuilles de moutarde

**Temps de préparation : 10 minutes**
**Temps de cuisson : 25 minutes**
**Portions : 4**

**Ingrédients:**
- 2 poitrines de poulet, sans peau, désossées et coupées en cubes
- 3 tasses de feuilles de moutarde
- 1 tasse de tomates en conserve, sans sel ajouté, hachées
- 1 oignon rouge, haché
- 2 cuillères à soupe d'huile d'avocat
- 1 cuillère à café d'origan séché
- 2 gousses d'ail, hachées
- 1 cuillère à soupe de ciboulette hachée
- 1 cuillère à soupe de vinaigre balsamique
- Une pincée de poivre noir

**Directions:**
1. Faites chauffer une poêle avec l'huile à feu moyen-vif, ajoutez l'oignon et l'ail et faites revenir pendant 5 minutes.
2. Ajoutez la viande et faites-la revenir encore 5 minutes.
3. Ajouter les légumes verts, les tomates et les autres ingrédients, mélanger, cuire 20 minutes à feu moyen, répartir dans les assiettes et servir.

**Nutrition:** calories 290, lipides 12,3, fibres 6,7, glucides 22,30, protéines 14,3

# Poulet et pommes au four

**Temps de préparation : 10 minutes**
**Temps de cuisson : 50 minutes**
**Portions : 4**

**Ingrédients:**
- 2 livres de cuisses de poulet, désossées et sans peau
- 2 cuillères à soupe d'huile d'olive
- 2 oignons rouges, tranchés
- Une pincée de poivre noir
- 1 cuillère à café de thym séché
- 1 cuillère à café de basilic séché
- 1 tasse de pommes vertes, épépinées et coupées en gros cubes
- 2 gousses d'ail, hachées
- 2 tasses de bouillon de poulet faible en sodium
- 1 cuillère à soupe de jus de citron
- 1 tasse de tomates, en cubes
- 1 cuillère à soupe de coriandre hachée

**Directions:**
1. Faites chauffer une poêle avec l'huile à feu moyen-vif, ajoutez les oignons et l'ail et faites revenir pendant 5 minutes.
2. Ajouter le poulet et faire revenir encore 5 minutes.
3. Ajouter le thym, le basilic et les autres ingrédients, mélanger délicatement, mettre au four et cuire au four à 390 degrés F pendant 40 minutes.
4. Répartir le mélange de poulet et de pommes dans les assiettes et servir.

**Nutrition:** calories 290, lipides 12,3, fibres 4, glucides 15,7, protéines 10

# Poulet chipotle

**Temps de préparation : 10 minutes**
**Temps de cuisson : 1 heure**
**Portions : 6**

**Ingrédients:**
- 2 livres de cuisses de poulet, désossées et sans peau
- 1 oignon jaune, haché
- 2 cuillères à soupe d'huile d'olive
- 3 gousses d'ail, hachées
- 1 cuillère à soupe de graines de coriandre moulues
- 1 cuillère à café de cumin moulu
- 1 tasse de bouillon de poulet faible en sodium
- 4 cuillères à soupe de pâte de piment chipotle
- Une pincée de poivre noir
- 1 cuillère à soupe de coriandre hachée

**Directions:**
1. Faites chauffer une poêle avec l'huile à feu moyen, ajoutez l'oignon et l'ail et faites revenir 5 minutes.
2. Ajouter la viande et faire revenir encore 5 minutes.
3. Ajoutez le reste des ingrédients, mélangez, introduisez le tout au four et enfournez à 390 degrés F pendant 50 minutes.
4. Répartissez le tout dans les assiettes et servez.

**Nutrition:**calories 280, lipides 12,1, fibres 6,3, glucides 15,7, protéines 12

# Dinde aux fines herbes

**Temps de préparation : 10 minutes**
**Temps de cuisson : 35 minutes**
**Portions : 4**

**Ingrédients:**
- 1 grosse poitrine de dinde, désossée, sans peau et tranchée
- 1 cuillère à soupe de ciboulette hachée
- 1 cuillère à soupe d'origan haché
- 1 cuillère à soupe de basilic haché
- 1 cuillère à soupe de coriandre hachée
- 2 échalotes, hachées
- 2 cuillères à soupe d'huile d'olive
- 1 tasse de bouillon de poulet faible en sodium
- 1 tasse de tomates, en cubes
- Sel et poivre noir au goût

**Directions:**
1. Faites chauffer une poêle avec l'huile à feu moyen, ajoutez les échalotes et la viande et faites revenir 5 minutes.
2. Ajoutez la ciboulette et les autres ingrédients, mélangez, portez à ébullition et laissez cuire à feu moyen pendant 30 minutes.
3. Répartissez le mélange dans les assiettes et servez.

**Nutrition:** calories 290, lipides 11,9, fibres 5,5, glucides 16,2, protéines 9

# Sauce au poulet et au gingembre

**Temps de préparation : 10 minutes**
**Temps de cuisson : 35 minutes**
**Portions : 4**

**Ingrédients:**
- 1 livre de poitrine de poulet, sans peau, désossée et coupée en cubes
- 1 cuillère à soupe de gingembre, râpé
- 1 cuillère à soupe d'huile d'olive
- 2 échalotes, hachées
- 1 cuillère à soupe de vinaigre balsamique
- Une pincée de poivre noir
- ¾ tasse de bouillon de poulet faible en sodium
- 1 cuillère à soupe de basilic haché

**Directions:**
1. Faites chauffer une poêle avec l'huile à feu moyen, ajoutez les échalotes et le gingembre, remuez et faites revenir 5 minutes.
2. Ajoutez le reste des ingrédients sauf le poulet, mélangez, portez à ébullition et laissez cuire encore 5 minutes.
3. Ajouter le poulet, mélanger, laisser mijoter le tout pendant 25 minutes, répartir dans les assiettes et servir.

**Nutrition:** calories 294, lipides 15,5, fibres 3, glucides 15,4, protéines 13,1

# Poulet et maïs

**Temps de préparation : 10 minutes**
**Temps de cuisson : 35 minutes**
**Portions : 4**

**Ingrédients:**
- 2 livres de poitrine de poulet, sans peau, désossée et coupée en deux
- 2 tasses de maïs
- 2 cuillères à soupe d'huile d'avocat
- Une pincée de poivre noir
- 1 cuillère à café de paprika fumé
- 1 botte d'oignons verts, hachés
- 1 tasse de bouillon de poulet faible en sodium

**Directions:**
1. Faites chauffer une poêle avec l'huile à feu moyen-vif, ajoutez les oignons verts, remuez et faites-les revenir pendant 5 minutes.
2. Ajoutez le poulet et faites-le revenir encore 5 minutes.
3. Ajouter le maïs et les autres ingrédients, mélanger, introduire la poêle au four et cuire à 390 degrés F pendant 25 minutes.
4. Répartissez le mélange dans les assiettes et servez.

**Nutrition:** calories 270, lipides 12,4, fibres 5,2, glucides 12, protéines 9

# Curry de Dinde et Quinoa

**Temps de préparation : 10 minutes**
**Temps de cuisson : 40 minutes**
**Portions : 4**

**Ingrédients:**
- 1 livre de poitrine de dinde, sans peau, désossée et coupée en cubes
- 1 cuillère à soupe d'huile d'olive
- 1 tasse de quinoa
- 2 tasses de bouillon de poulet faible en sodium
- 1 cuillère à soupe de jus de citron vert
- 1 cuillère à soupe de persil haché
- Une pincée de poivre noir
- 1 cuillère à soupe de pâte de curry rouge

**Directions:**
1. Faites chauffer une poêle avec l'huile à feu moyen-vif, ajoutez la viande et faites-la revenir 5 minutes.
2. Ajoutez le quinoa et le reste des ingrédients, mélangez, portez à ébullition et laissez cuire à feu moyen pendant 35 minutes.
3. Répartissez le tout dans les assiettes et servez.

**Nutrition:** calories 310, lipides 8,5, fibres 11, glucides 30,4, protéines 16,3

www.ingramcontent.com/pod-product-compliance
Lightning Source LLC
Chambersburg PA
CBHW070357120526
44590CB00014B/1160